珍藏版

黄帝内经

赵文博 主编

贰

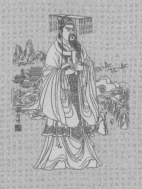

辽海出版社

目　录

卷第八

宝命全形论篇第二十五

【题解】

本篇说明气血虚实与四时阴阳相关之理，强调必须据此观察病情变化，然后运用针刺，才能取得疗效。篇中还详细讲述了针刺方法并着重指出了几个重要关键。

【原文】

黄帝问曰：天覆地载，万物悉备，莫贵于人。人以天地之气生，四时之法成，君王众庶，尽欲全形，形之疾病，莫知其情，留淫日深，著于骨髓，心私虑之。余欲针除其疾病，为之奈何？岐伯对曰：夫盐之味咸者，其气令器津泄；弦绝者，其音嘶败；木敷者，其叶发^①；病深者，其声哕。人有此三者，是为坏府，毒药无治，短针无取，此皆绝皮伤肉，血气争黑。

帝曰：余念其痛，心为之乱惑，反甚其病，不可更代，百姓闻之，以为残贼，为之奈何？岐伯曰：夫人生于地，悬命于天，天地合气，命之曰人。人能应四时者，天地为之父母；知万物者，谓之天子。天有阴阳，人有十二节；天有寒暑，人有虚实。能经天地阴阳之化者，不失四时；知十二节之理者，圣智不能欺也；能存八动之变，五胜更立，能达虚实之数者，独出独入，呿吟②至微，秋毫在目。

帝曰：人生有形，不离阴阳，天地合气，别为九野，分为四时，月有大小，日有短长，万物并至，不可胜量，虚实呿吟，敢问其方？岐伯曰：木得金而伐，火得水而灭，土得木而达，金得火而缺，水得土而绝。万物尽然，不可胜竭。故针有悬布天下者五，黔首共余食③，莫知之

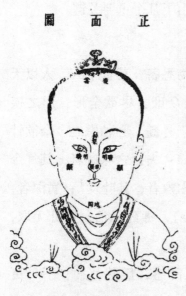

明代张介宾《类经图翼》头面图之正面图

也。一曰治神，二曰知养身，三曰知毒药为真，四曰制砭石大小，五曰知腑脏血气之诊。五法俱立，各有所先。今末世之刺也，虚者实之，满者泄之，此皆众工所共知也。若夫法天则地，随应而动，和之者若响，随之者若影，道无鬼神，独来独往。

帝曰：愿闻其道。岐伯曰：凡刺之真，必先治神，五脏已定，九候已备，后乃

存针；众脉④不见，众凶⑤弗闻，外内相得，无以形先，可玩往来，乃施于人。人有虚实，五虚勿近，五实勿远，至其当发，间不容瞚⑥。手动若务，针耀而匀，静意视义，观适之变，是谓冥冥⑦，莫知其形，见其乌乌⑧，见其稷稷⑨，从⑩见其飞，不知其谁，伏如横弩⑪，起如发机⑫。

帝曰：何如而虚？何如而实？岐伯曰：刺实者须其虚，刺虚者须其实；经气已至，慎守勿失。深浅在志，远近若一，如临深渊，手如握虎，神无营于众物⑬。

【注释】

①木敷者，其叶发：树木内部溃坏的，则枝叶就会飘落。敷，内溃也。发，通废。

②呿（qū 区）吟：张口所出的声音叫呿，此指呵欠；闭口所出的声音叫吟，此指呻吟。呿吟，在此是形容极微小的变化。

③黔（qián 前）首共余食：黔首，老百姓。余食，弃余之食。指老百姓对"悬布天下"的五种方法如同丢弃剩余之食那样不予顾及。

④众脉：指真脏脉。

⑤众凶：指五脏败绝的现象。

⑥瞚（shùn 顺）：同瞬，一眨眼的时间。

⑦冥冥：幽深貌。在此形容气之无形可见。

⑧乌乌：气聚的现象如同乌鸦的气聚集合一样。

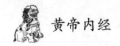

⑨稷稷：形容气盛的现象如同稷禾一样的繁茂。

⑩从：通纵。

⑪伏如横弩：意谓用针之法，当气未至之时，应留针候气，正如横弩之待发。弩，机巧而有强力的弓。

⑫起如发机：气至的时候，应当迅速起针，就象拨动发机使箭快速射出那样。机，弩上的机钮。

⑬神无营于众物：精神集中，不要为其他事物分散注意力。营，通淫，有"惑"或"乱"的意思。

【语译】

黄帝问：天覆于上，地载于下，天地之间万物齐全，但没有什么比人更尊贵的。人依靠天地之气和五谷精气而生存，顺应四时阴阳寒暑而有规律地生活，无论是帝王君主，还是黎民百姓，都希望身体健康，但往往在身体有了疾病时，却因病情较轻而不能自知，造成病邪滞留，逐渐发展和深入，甚至深入骨髓，我对此深感忧患。我想为他们解除痛苦，应该怎么做呢？

岐伯说：诊断疾病，应当注意观察其所表现的症候。比如，盐要变咸时，放盐的器皿会渗水；琴弦要断时，会发出嘶哑音败之声；树木要枯败时，叶子就会簌簌落下；而人病得很严重时，就会呃逆，而这一现象说明内脏已经严重败坏，此时用药物和针灸治疗都不会有效，因为皮肉血气各不相得，所以病将很难救治。

黄帝道：对于病人的痛苦，我十分同情，心中常感惶惑混乱，治疗不当反而会加重病情，又没有更好的办法取代，病人听我这样说，会认为我残忍不仁，我应该怎么办呢？

岐伯说：人虽生存在地上，但也丝毫离不开天，需知天地之气相互作用，才产生人类。如能适应四时阴阳的变化，就能与自然界的一切保持协调，获得生命的动力；如能了解万物生长收藏的道理，就能承受和运用万物。天有阴阳，人有十二经脉；天有寒暑，人有虚实盛衰。因此，能效法天地阴阳变化的人，就不会违背四时的规律；能知晓十二经脉道理的人，就是圣智也不能欺瞒他；能掌握八风的活动规律、五行的盛衰和人体虚实变化的人，就能洞悉病情，病人的痛苦，哪怕是细微如秋毫处，也逃不过他的眼睛。

黄帝说：人自出生就具备了形体，离不开阴阳的变化。天地之气相合，在地理上可分为九州，在气候上可分为四时，月份有小月和大月之分，每天有长有短，而天地间万物的生长变化更是数不胜数。我只希望解除病人的痛苦，请问应用什么针法呢？

岐伯说：针刺之法，可以根据五行相互克胜的道理来分析：木遇到金，就会折伐；火受到水，就会熄灭；土遇到木，就会疏松；金遇到火，就会熔化；水遇到土，就会

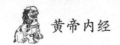

遏绝。万物的变化都是这样的，举不胜举。用针刺治疗疾病有五大关键，这是早已公布于众的，可人们只顾饱食，从来不重视这些道理。这五大关键包括：一是精神专注，二是重视养身之道，三是掌握药物的性能，四是制取大小砭石以适应不同的疾病，五是掌握脏腑血气的诊断方法。这五点都很重要，各有所长，但孰先孰后，在实际运用要视情况而定。

近世运用针刺，一般用补法治虚、泻法治满，这是人所共知的。如果能按照天地阴阳的道理，灵活运用，那么就能取得如响应声、如影随形的疗效。医学的道理并不是神秘莫测的，只要懂得这些道理，就能运用自如。

黄帝说：我想听您讲解一下用针的方法。

岐伯说：用针的关键，首先在于必须精神专一，待了解了五脏的虚实，三部九候的脉象已明后，才能下针。还要留意是否有真脏脉出现，五脏之气是否衰绝，外在的症状和体内的病变是否一致，不能仅以外形为依据，还要掌握经脉血气的往来运行情况，这样才可以施行针刺治疗。

病有虚有实，对于五虚的病人，不可粗率地下针治疗，对于五实的病人，不要轻易放弃治疗，要把握针刺的时机，否则瞬间就会错失良机。针刺时，手上动作要协调一致，针体要干净，针的动摇要均匀，细心体察，注意针气的变化，这种无形无象的变化，几乎是无迹可寻的。气的往来，好像群鸟飞翔，无法断定起落。因此，用针的方法是：气未至时，留针候气，像狩猎者伏身横弓等候一样；气至时，立即起针，像用弩发箭一样迅速。

黄帝问：怎么用针刺治疗虚证和实证呢？

岐伯说：针刺治疗虚证时，要用补法，针刺治疗实证时，要用泻法。当针下感到经气应针时，要谨慎把握良机，运用补泻方法。针刺不论深浅，都在于灵活运用；取穴不论深浅，候针取气的道理都是相同的，那就是针刺时精神专一，好像站在万丈深渊的边缘一样谨小慎微，又像手中捉着猛虎一样坚定有力，总之，要专心致志，不为别的事情分神。

八正神明论篇第二十六

【题解】

本篇说明针刺治疗，必须结合四时八正的变化。指出针刺补泻，必须掌握"方"、"圆"的关键，并着重提出早期诊断、早期治疗的重要意义。

【原文】

黄帝问曰：用针之服①，必有法则焉，今何法何则？岐伯对曰：法天则地，合以天光②。帝曰：愿卒闻之。岐伯曰：凡刺之法，必候日月星辰，四时八正③之气，气定

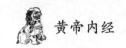

乃刺之。是故天温日明，则人血淖液而卫气浮，故血易泻，气易行；天寒日阴，则人血凝泣而卫气沉。月始生，则血气始精④，卫气始行；月郭⑤满，则血气实，肌肉坚；月郭空，则肌肉减，经络虚，卫气去，形独居。是以因天时而调血气也。是以天寒无刺，天温无疑。月生无泻，月满无补，月郭空无治，是谓得时而调之。因天之序，盛虚之时，移光定位，正立而待之⑥。故曰月生而泻，是谓脏虚；月满而补，血气扬溢⑦，络有留血，命曰重实；月郭空而治，是谓乱经。阴阳相错，真邪不别，沉以留止，外虚内乱⑧，淫邪乃起。

【注释】

①服：王冰注："服，事也。"

②合以天光：王冰注："谓合日月星辰之行度。"《类经》十九卷第十三注："天之明在日月，是谓正光。"

③八正：有两种说法：一指八方之正位而言。如高士宗注："八正，天地八方之正位也。天之八正，日月星辰也，地之八正，四方四隅也。"一指八节之正正气，如吴崐注："八正者，八节之正气也，四立二分二至日八正。"今从后说。

④血气始精：血气运行流利的意思。《类经》十九卷第十三注："精，正也，流利也。月属阴，水之精也，故潮汐之消长应月，人之形体属阴，血脉属水，故其虚实浮

290

沉，亦应于月。"

⑤月郭：即月亮的轮廓。

⑥移光定位，正立而待之：观察日光之迁移和月之盈亏，以测定岁时。王冰注："候日迁移，定气所在，南面正立，待气至而调之也。"《类经》十九卷第十三注："日月之光移，则岁时之位定，南面正立，待而察之，则气候可得也。"

⑦扬溢：在此作满盛解。

⑧外虚内乱：指外部因卫气不足而经络空虚，内部因邪气相搏而正气紊乱。另据《太素》卷二十四天忌注："络脉外虚，经脉内乱，于是淫邪得起也。"内、外，这里指经脉和络脉。若据上下文义，外，当系指卫气。

【语译】

黄帝问：用针的技术必定有一定的方法和准则，到底是什么方法和准则呢？

岐伯说：这要依据天地阴阳的变化法则，在日月星辰等自然现象中去体会。

黄帝说：希望您能详细地讲解一下。

岐伯说：针刺时，必须观察日月星辰的运行和四时八正的气候变化，以此来决定是否用针。天气温暖，日色晴朗时，人的血液运行滑润，卫气行走在体表，因而血易外泄，气易运行；天气寒冷，日光阴翳时，人的血液运行滞

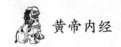

涩不畅，卫气沉伏在体内。月亮初生时，血气运行开始流利，卫气亦运行开始通畅；月圆时，人体血气充盈，肌肉坚实；月黑无光时，则肌肉瘦弱，经络空虚，卫气衰减，形体独居。因此，必须根据天气时令来调节血气。

因此天气寒冷时，不要行针刺；天气温暖时，不必迟疑；月亮初生时，不能用泻法；月亮正圆时，不可用补法；月黑无光时，就干脆不要进行治疗。这就是依据天气时令调节气血的原则。

根据天体运行的规律，月亮的盈亏盛虚，日光的迁移变化，来确定经气运行的所在部位，并聚精会神地等待治疗的最佳时机。所以说：月亮初生时用泻法，这叫重虚；月亮正圆时用补法，会使血气过分充实而溢出，导致络脉中血液留滞，这叫重实；月黑无光时用针刺，会扰乱经气，这叫乱经。这样施针刺，会导致阴阳错乱，真邪不分，邪气沉伏留而不去，络脉外虚，经脉内乱，因此病邪就趁机而起。

【原文】

帝曰：星辰八正何候？岐伯曰：星辰者，所以制日月之行也①。八正者，所以候八风之虚邪②以时至者也。四时者，所以分春秋冬夏之气所在③，以时调之也。八正之虚邪，而避之勿犯也。以身之虚，而逢天之虚，两虚相感，其气至骨，入则伤五脏，工候救之，弗能伤也。故曰：天忌④不可不知也。

【注释】

①星辰者，所以制日月之行也：根据星辰的部位，可以测定日月运行的度数。王冰注："制，谓制度，定星辰则可知日月行之制度矣。"

②八风之虚邪：指从虚乡所来的八风，据《灵枢》九宫八风篇所载为：东方婴儿风，南方大弱风，西方刚风，北方大刚风，东北方凶风，东南方弱风，西南方谋方，西北方折风。此风能乘人之虚而致病，故谓虚邪。

③四时者，所以分春秋冬夏之气所在：王冰注："四时之气所在者，谓春气在经脉，夏气在孙络，秋气在皮肤，冬气在骨髓也。"

④天忌：指不宜针刺的天时。王冰注："人忌于天，故云天忌，犯之则病，故不可不知也。"

【语译】

黄帝问：观察星辰、八正、四时都能够用来预测什么？

岐伯说：观察星辰的方位，能定出日月运行的规律；观察八个节气的气候交替，能测量异常的八方之风何时来临；观察四时，可以分清春夏秋冬的正常气候，以顺应时令进行调养，避开八方之邪的侵犯。如果身体虚弱，又受到自然界虚邪贼风的侵犯，两虚相遇，病邪就会侵犯筋

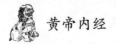

骨，甚至深入损伤五脏。医生如能根据气候的变化来治病，就能及时挽救病人，使病人不再遭受更严重的伤害。所以说，天气时令的宜忌不可不了解。

【原文】

帝曰：善。其法星辰者，余离之矣，愿闻法往古者。岐伯曰：法往古者，先知《针经》①也。验于来今者，先知日之寒温，月之虚盛，以候气之浮沉，而调之于身，观其立有验也。观于冥冥者，言形气荣卫之不形于外，而工独知之，以日之寒温，月之虚盛，四时气之浮沉，参伍相合而调之，工常先见之，然而不形于外，故曰观于冥冥焉。通于无穷者，可以传于后世也，是故工之所以异也。而不形见于外，故俱不能见也。视之无形，尝之无味，故谓冥冥，若神仿佛。

【注释】

①《针经》：《太素》卷二十四本神论注："往古，伏羲氏始画八卦，造书契，即可制《针经》摄生救病之道。"似指古之《针经》。又，马莳注："《针经》者，《灵枢》也。"

【语译】

黄帝说：说得太好了！我已经了解依据星辰运行规律来调养治疗的道理，希望您再讲讲如何效法前人。

岐伯说：要想效法前人，必须先掌握《针经》。要想把古人的方法运用在现在的治疗中，必须先知道太阳的寒温，月亮的盈亏，四时阴阳之气的浮沉，再结合病人的身体情况进行调理治疗，就能看到这种方法的效果了。

　　所谓观于冥冥，是说人体气血荣卫的变化并不显露于外，但医生却能知道，这是因为医生能对太阳的寒温、月亮的盈亏、四时阴阳之气的浮沉等因素，进行综合分析。所以疾病虽未显露于外，医生却能有先见之明，这就叫观于冥冥。如果医生对疾病的认识非常透彻，其经验就可以流传后世，这就是学识经验丰富的医生与一般人的不同之处。因为病情不显露在体外，一般人都不易察觉，看不到形态，尝不到味道，所以称为冥冥，好像神灵一样似有似无。

【原文】

　　虚邪者，八正之虚邪气也。正邪①者，身形若用力汗出，腠理开，逢虚风，其中人也微，故莫知其情，莫见其形。上工救其萌牙②，必先见三部九候之气，尽调不败而救之，故曰上工。下工救其已成，救其已败。救其已成者，言不知三部九候之相失，因病而败之也。知其所在者，知诊三部九候之病脉处而治之，故曰守其门户③焉，莫知其情而见邪形也。

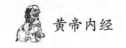

【注释】

①正邪：此指八方之正风而言。如春之东风，夏之南风等，虽为正风，但当人体虚弱汗出腠理开时亦能伤人，故曰正邪。

②救其萌牙：早期治疗的意思。牙通芽。《汉书》金日䃅传："霍氏有事萌牙。"

③门户：此指三部九候。《类经》十九卷第十三注："三部九候，即病脉由行出入之所，故曰门户。"

【语译】

虚邪，就是四时八正的虚邪贼风。正邪，就是人因疲劳、出汗、腠理开泄，偶尔感受风邪。正邪伤人较轻，因此病人通常没有明显的感觉和症状，一般的医生也难以诊察出病情。

医术高超的医生，会在疾病刚发生时就及早治疗，因为他善于诊察三部九候的脉气变化，能在其调和而没有破败时，就及时治疗，所以被称为"上工"。"下工"却是在疾病已经形成，甚至严重时才进行治疗，而这是因为他们不懂得三部九候之脉气混乱是由疾病发展所致。知道疾病的所在，就是能从三部九候的脉象变化中了解病位，及时治疗。因此说，掌握三部九候就像把守门户一样重要，虽然病情没有显露在外表，但是医生却能据此发现疾病的形迹。

【原文】

帝曰：余闻补泻，未得其意。

岐伯曰：泻必用方，方①者，以气方盛也，以月方满也，以日方温也，以身方定也，以息方吸而内针，乃复候其方吸而转针②，乃复候其方呼而徐引针，故曰泻必用方，其气乃行焉。补必用员③，员者行也，行者移也，刺必中其荣，复以吸排针④也。故员与方，非针也。故养神者，必知形之肥瘦，荣卫血气之盛衰。血气者，人之神，不可不谨养。

【注释】

①方：有"正"的意思。《太素》卷二十四本神论注："方，正也。气正盛时，月正满时，日正温时，身正安时，息正吸时，此五正，是内针时也。"

②转针：捻转针体。

③员：《类经》十九卷第十三注："员，员活也。行者行其气，移者导其带，凡正气不足，则营卫不行，血气留带。故必用员以行之补之。"

④排针：注家解释不一，如吴崐注："排，谓经气即至，则内其针，如排拥而入也。"《类经》十九卷第十三注："排，除去也。即候吸引针之谓。"张志聪注："排，推也。候其吸，而推运其针。"高士宗注："排，转也。"今从《类经》注。

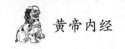

【语译】

黄帝说：我听说针刺有补法和泻法两种，却不了解它的内在意义。

岐伯说：泻法必须掌握好一个"方"字。"方"就是正气方盛，月亮方满，天气方温和，身体方安定的时候，针刺时要等病人吸气时进针，再吸气时转针，等他呼气时慢慢出针。所以说"泻必用方"，这样才能发挥作用，泻去邪气，使正气畅通，疾病就会痊愈。

运用补法必须掌握好一个"圆"字。"圆"就是使气通行的意思，行气就是导引其气到达疾病所在之处。针刺时必须到达荣穴，并在病人吸气时推移其针。总的来说，"圆"和"方"都不是指针的形状。医术高超有修养的医生，必能仔细观察病人形体的肥瘦和荣卫气血的盛衰。因为血气是人的神气的基础，不能不谨慎保养。

【原文】

帝曰：妙乎哉论也！合人形于阴阳四时，虚实之应，冥冥之期，其非夫子孰能通之。然夫子数言形与神，何谓形？何谓神？愿卒闻之。岐伯曰：请言形，形乎形，目冥冥，问其所病，索之于经，慧然①在前，按之不得，不知其情，故曰形。帝曰：何谓神？岐伯曰：请言神，神乎神，耳不闻，目明心开而志先②，慧然独悟，口弗能言，俱视独见，适若昏，昭然独明，若风吹云，故曰神。三部九候为之原，九针不论不必存也。

【注释】

①慧然：清爽或明白的意思。

②目明心开而志先：王冰注："目明心开而志先者，言心之通如昏昧开卷，目之见如氛翳辟明，神虽内融，志已先往矣。"

【语译】

黄帝说：您讲得真是太精妙了！把人身体的变化和四时阴阳的虚实变化相连系，这是极其微妙的结合，除了先生，谁能知晓其中奥妙！可是您多次提到形和神，到底什么是形和神？希望能更详细地听您说一说。

岐伯说：让我先说说形。所谓形，就是显露在外的征象。通过诊察病人的形体只能诊察到疾病的大致情况，因此还需再问清病人的发病原因，并仔细辨别经脉的变化，这样病情才能清清楚楚地摆在面前。如果切脉仍然不能知晓，便不能知道病情了。因为这是靠着诊察形体，

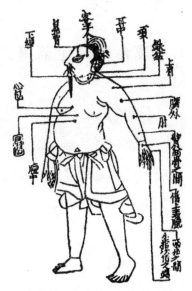

金代《子午流注针经》
经脉图中的三焦脉走向图

299

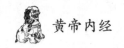

才能得知病情，所以叫做形。

黄帝：什么是神？

岐伯说：请让我再说说神。所谓神，就是通过观察就能知道病情所在，耳朵虽然没有听到病人的陈诉，但是通过望诊，心中已经对疾病的变化十分明了，这种心领神会的领悟，用语言是无法表达出来的。这就好像大家都在观察病人，只有医术高明的医生才能看的透彻，在大家还没有看清疾病的时候，也只有他能明白病情，就如同风吹云散一样，所以叫做神。这是以三部九候为本的结果，在诊断疾病时如果能达到这种程度，就不必拘泥于《九针》的理论了。

离合真邪论篇第二十七

【题解】

本篇讨论针刺的宜忌和操作方法，说明必须结合四时五行、三部九候等反复审察，才能达到治疗的目的。篇中提出的"诛伐无过，反乱大经"的警言，可为临诊时之箴戒。

【原文】

黄帝问曰：余闻九针九篇，夫子乃因而九之，九九八十一篇，余尽通其意矣。经言气之盛衰，左右倾移，以上

调下，以左调右，有余不足，补泻于荥输，余知之矣。此
皆荣卫之倾移，虚实之所生，非邪气从外入于经也，余愿
闻邪气之在经也，其病人何如？取之奈何？岐伯对曰：夫
圣人之起度数，必应于天地。故天有宿度①，地有经水，
人有经脉。天地温和，则经水安静；天寒地冻，则经水凝
泣；天暑地热，则经水沸溢；卒风暴起，则经水波涌而陇
起。夫邪之入于脉也，寒则血凝泣，暑则气淖泽，虚邪因
而入客，亦如经水之得风也，经之动脉，其至也亦时陇
起。其行于脉中循循然，其至寸口中手也，时大时小，大
则邪至，小则平，其行无常处，在阴与阳，不可为度，从
而察之，三部九候，卒然逢之，早遏其路，吸则内针，无
令气忤；静以久留，无令邪布；吸则转针，以得气为故；
候呼引针，呼尽乃去。大气皆出，故命曰泻。

帝曰：不足者补之奈何？岐伯曰：必先扪而循之②，
切而散之③，推而按之④，弹而怒之⑤，抓而下之⑥，通而
取之⑦，外引其门，以闭其神⑧。呼尽内针，静以久留，
以气至为故。如待所贵，不知日暮，其气以至，适而自
护，候吸引针，气不得出；各在其处，推阖其门，令神气
存，大气⑨留止，故命曰补。

帝曰：候气奈何？岐伯曰：夫邪去络入于经也，舍于
血脉之中，其寒温未相得，如涌波之起也，时来时去，故
不常在。故曰方其来也，必按而止之，止而取之，无逢其

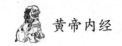

冲而泻之。真气者，经气也。经气太虚，故曰其来不可逢，此之谓也。故曰候邪不审，大气已过，泻之则真气脱，脱则不复，邪气复至，而病益蓄。故曰其往不可追，此之谓也。不可挂以发者，待邪之至时，而发针泻矣，若先若后者，血气已尽，其病不可下。故曰知其可取如发机，不知其取如扣椎。故曰知机道者，不可持以发，不知机者，扣之不发，此之谓也。

帝曰：补泻奈何？岐伯曰：此攻邪也，疾出以去盛血，而复其真气，此邪新客，溶溶未有定处也，推之则前，引之则止，逆而刺之，温血⑩也，刺出其血，其病立已。帝曰：善！然真邪已合，波陇不起，候之奈何？岐伯曰：审扪循三部九候之盛虚而调之。察其左右上下相失及相减者，审其病脏以期之。不知三部者，阴阳不别，天地不分。地以候地，天以候天，人以候人，调之中府⑫，以定三部。故曰：刺不知三部九候病脉之处，虽有大过且至，工不能禁也。诛罚无过，命曰大惑，反乱大经，真不可复。用实为虚，以邪为真，用针无义，反为气贼，夺人正气，以从为逆，荣卫散乱，真气已失，邪独内著，绝人长命，予人夭殃。不知三部九候，故不能久长；因不知合之四时五行，因加相胜，释邪攻正，绝人长命。邪之新客来也，未有定处，推之则前，引之则止，逢而泻之，其病立已。

【注释】

①宿度：指二十八宿在周天之度数。宿，谓二十八宿。度，谓周天之三百六十五度。

②扪而循之：用手循经穴抚摸，使血气舒缓。

③切而散之：用手指按压穴位，使经气布散。

④推而按之：用手揉按穴位周围的肌肤，使经脉之气通畅。

⑤弹而怒之：用手指弹动穴位，使脉络膜满而怒起。

⑥抓而下之：用左手指掐正了穴位，右手将针刺入。

⑦通而取之：言针刺令气血通畅，然后取出针。

⑧外引其门，以闭其神：门，针孔。神，神气，此指经气。总言出针时立即按闭针孔，不使经气外泄。

⑨大气：此处指人体正气。

⑩温血：有两种解释：一指毒血，如吴崐注："温血，毒血也。"一指热血，如《太素》卷二十四真邪补泻注："温，热也。邪之新入，未有定处，有热血，刺去痛愈。"今从前说。

⑪中府：指胃。

【语译】

黄帝说：我听说《九针》有九篇文章，而先生又在九篇的基础上加以发挥，演绎成九九八十一篇，我已经领会其中的全部意义了。《针经》上说人体的气血阴阳会出现

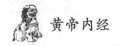

盛衰变化和左右偏胜的情况，治疗时可以取上部穴位来治疗下部的疾病，取左部的穴位来治疗右部的疾病，不论是有余的实证，还是不足的虚证，都可在各经的荥穴、输穴里实施补泻之法，这些道理我已全部知道了。这都是由荣卫的偏胜、虚实造成的，而并非由邪气从外面侵入经脉所引发。我现在想知道邪气侵入经脉时，病人的状况如何？应该怎样治疗？

岐伯说：医术高明的医生，在制定治疗原则时，一定会把天地之间的自然变化考虑进去。比如天有宿度，地有江河，人有经脉，它们之间是互相影响的。如果天地之气温和，江河之水就安稳流畅；如果天寒地冻，江河之水就会凝固不流；气候炎热，江河之水就会沸腾外溢；如果突然发生暴风，江河之水就会汹涌澎湃。

相应的，病邪侵入经脉时，如果是寒邪会使血行凝涩不通，如果是热邪会使气血濡润，如果是风邪会使经脉中的气血运行像江河之水遭遇暴风一样，出现波浪涌起的现象。病邪在脉中作祟，

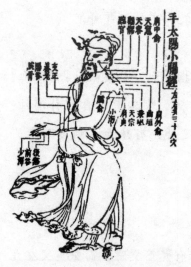

明代张介宾《类经图翼》经穴图之手太阳小肠经

在寸口处按脉，指下的感觉会忽大忽小，大即表示病邪正盛，小则表示病邪退去。邪气运行，没有一定的位置，有时在阴经，有时在阳经，难以确定，应该进一步用三部九候的方法诊察，一旦诊察到病邪所在的部位，就应该及时治疗，阻止病邪发展。

治疗时应在病人吸气时进针，进针时勿使气逆，进针后要留针候气，不要让邪气扩散；当病人吸气时再转针，以得气为目的；在病人呼气时，慢慢起针，病人呼气尽时，才出针，这样邪气就会随针一起泄出，这就是泻法。

黄帝问：不足的虚证怎么用补法治疗？

岐伯说：首先用手摸准穴位，然后按压穴位使邪气扩散，再推揉周围的肌肤使气血流动，接着用手省弹动穴位使脉络怒张，捏起穴位以确定进针部位，出针后用左手按闭针孔，以防正气外泄。进针的方法是：在病人呼气将尽时进针，留针的时间要稍微长一些，以便得气，就好像等候贵宾，不知天晚似的。得气后，要小心保护，在病人吸气时出针，这样气就不会外泄了。出针后，要按揉孔穴，使针孔闭合，这样真气才能留存，大经之气留于荣卫而不外泄，这就是补法。

黄帝问：进针之后，应当如何候气？

岐伯说：当邪气从络脉进入经脉，停留在血脉中时，邪气与正气相争，会产生寒或温的症状，这刚正邪之气没

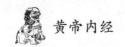

有相合，所以脉象会随之变动，像波浪一样时起时伏，时来时去，没有固定的停留之处。所以说，在邪气刚来时，必须按压堵截它，阻止它的发展后再用针泻除它，但要注意，不要在邪气正盛时，迎其势而采用泻法。

因为真气就是经脉之气，邪气太盛，真气一定是虚的，这时用泻法，会使真气更加虚弱，所以说在邪气最盛的时候不可迎着邪势而泻之，就是这个道理。

察验经脉中的邪气时如果不够仔细，等到邪气已去时才使用泻法，就会使真气空虚，而空虚后就不易恢复。这样，邪气就会再来，病情也就更严重了。所以说，邪气如果已去，就不能再追了，就是这个道理。

总而言之，用泻法阻止邪气，一定要掌握好时机，必须在邪气刚到来时进针泻邪。不论在邪气到来前还是退去后用泻法，都是不合适的，这样不仅不能去邪，反而会损伤血气，疾病就难治了。因此说，掌握了用针之道的人，用针就像拨动弩机一样，灵活自如；不懂用针之道的人，就像敲击木椎一样，迟钝缓慢。所以说，能够掌握时机，就能当机立断，毫不迟疑；不能掌握时机，即便时机已到，也会错失，说的就是这个意思。

黄帝问：应该怎样使用补泻的方法呢？

岐伯说：应该以攻邪为主，迅速出针以放出多余的血液，使真气恢复。因为病邪刚刚侵入人体时，没有固定下来，这时候如果用针刺法，推针补之，会使邪气前进；用针引之，会让病邪留止；迎其势而泻之，放出毒血后，病很快就会痊愈。

黄帝说：说得好！如果邪气和真气合并后，脉气没有大的波动，该如何诊察呢？

岐伯说：应该先仔细诊察三部九候的脉象盛衰，确定疾病的虚实，然后再进行治疗。检查它左右上下各个部分，察看有没有不相称或减弱的地方，然后进一步察明病变在哪个脏腑，等待气至后，再进行针刺。

如果不懂三部九候，就不能识辨阴阳，上下也难以分清，更不知道用上部脉诊察下部的疾病，用上部脉诊察上部的疾病，用中部脉诊察中部的疾病，以及结合胃气多少有无来确定疾病发生的部位。所以说，使用针刺疗法却不懂用三部九候确定病脉的所在，即便有严重的疾病发生，医生也没有办法提前制止。

治疗方法不当，如同错误地惩罚了没有过错的人，不该用泻法却泻之，就叫做"大惑"，这会扰乱脏腑经脉，损伤真气，使其难以恢复。如果错把实证当虚证，邪气当真气，用针无法，反而会助长邪气，损害正气，使顺症变成逆症，使病人荣卫散乱，真气耗散，邪气留在体内，给病人带来灾祸。像这样不懂得三部九候的医生，是不能够长久的，不懂得配合四时五行，因加相胜的道理，不治邪

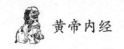

气，攻伐正气，就会断绝病人的性命。

最后需要重申的是，病邪刚刚侵入人体经脉时，没有固定下来，这时候如果用针刺法，推针补之，会使邪气前进；用针引之，会让病邪留止；迎其势而泻之，放出毒血后，病很快就会痊愈。

通评虚实论篇第二十八

【题解】

本篇主要讨论虚实的问题，以"邪气盛则实，精气夺则虚"为要点，推论五脏、四时、气血、经络、脉搏等各种虚实，附带介绍对痈肿、霍乱、惊风等疾患施行针刺治疗的方法。

【原文】

黄帝问曰：何谓虚实？岐伯对曰：邪气盛则实，精气夺则虚①。帝曰：虚实何如？岐伯曰：气虚者，肺虚也；气逆者，足寒也。非其时则生，当其时则死②。余脏皆如此。

【注释】

①邪气盛则实，精气夺则虚：邪气，指风寒暑湿之邪，邪盛则实。精气，指人体之正气。夺是失的意思，精

308

气不足则为虚。《太素》："风寒暑湿客身盛满为实，五脏精气夺失为虚也。"

②非其时则生，当其时则死：马蒔："非相克之时则生，如春秋冬是也；如遇相克之时则死，如夏时之火是也。"又张志聪："如值其生旺之时则生，当其胜克之时则死。"

【语译】

黄帝问：什么是虚证和实证？

岐伯说：如果邪气旺盛，就是实证；如果正气被伤，就是虚证。

黄帝问：虚证和实证的情况各是怎样的？

岐伯说：以肺脏为例来说，肺主管气，气虚则肺脏先虚；气逆则上部实下部虚，两脚必寒。肺虚如果不是发生在与其相克的季节，就比较容易痊愈；如果发生在与其相克的季节，病人就会死亡。其他各脏的虚实情况也可以这样类推。

【原文】

帝曰：何谓重实？岐伯曰：所谓重实者，言大热病，气热、脉满，是谓重实。

帝曰：经络俱实何如？何以治之？岐伯曰：经络皆实，是寸脉急而尺缓①也，皆当治之。故曰②：滑则从，涩则逆也。夫虚实者，皆从其物类始，故五藏骨肉滑利，

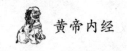

可以长久也。

帝曰：络气不足，经气有余，何如？岐伯曰：络气不足，经气有余者，脉口热③而尺寒也。秋冬为逆，春夏为从，治主病者。帝曰：经虚络满何如？岐伯曰：经虚络满者，尺热满，脉口寒涩也。此春夏死，秋冬生也。帝曰：治此者奈何？岐伯曰：络满经虚，灸阴刺阳；经满络虚，刺阴灸阳。

帝曰：何谓重虚？岐伯曰：脉气上虚尺虚④，是谓重虚。帝曰：何以治之？岐伯曰：所谓气虚者，言无常⑤也；尺虚者，行步恇然⑥；脉虚者，不象阴也⑦。如此者，滑则生，涩则死也。

【注释】

①寸脉急而尺缓：寸指寸口。尺指尺肤。此处指寸口脉急而尺肤缓纵的情况。

②故曰：丹波元简："按以下至'可以长久也'三十一字，疑是错简，若移于下文'滑则生，涩则死也'之下，则文理顺接焉。"

③脉口热：丹波元简："按脉口热，依下文'寒涩而推之'，谓脉滑也。"

④脉气上虚尺虚：新校正："按《甲乙经》作'脉虚气虚尺虚，是谓重虚'，此少一'虚'字，多一'上'字。"

310

⑤言无常：张志聪："言无常者，宗气虚，而语言无接续也。"按《脉要精微论》有"言而微，终日乃复言者，此夺气也。"据此"言无常"乃为气虚的一种表现。

⑥尺虚者，行步恇（kuāng 匡）然：丹波元简："尺虚谓尺肤脆弱。"张介宾："恇然，怯弱也。"

⑦脉虚者，不象阴也：吴崐："脉者，血之府。脉虚者，亡血可知，故云不象阴也。"张介宾："脉虚者，阴亏之象。"脉虚则血虚，血虚脉浮大无力，不象沉细欲绝的阴脉。

【语译】

黄帝问：什么是重实？

岐伯说：所谓重实，如大热病人，邪气甚热，而脉象又充盛，内外俱实，就叫重实。

黄帝道：经络皆实的情况是怎样的？如何治疗？

岐伯说：经络皆实是指寸口脉搏急，而尺肤舒缓，经脉和络脉都要治疗。因此说，脉象滑利象征有生机，叫做顺；脉象涩滞的就是缺乏生机，叫做逆。人体的虚实情况和万物是一样的，也就是说万物呈现滑利现象的都为生，呈现枯涩现象的都为死。如果一个人的五脏、骨骼、肌肉都滑利，就表示精气充足、生机旺盛，生命是可以长久的。

黄帝说：络气不足，经气有余的情况是怎样的？

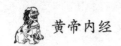

岐伯说：所谓络气不足，经气有余，是指寸口脉热而尺肤却寒凉的情况。秋冬季节出现这种情况叫做逆，春夏季节出现这种情况叫做顺，需要在主病的穴位上进行治疗。

黄帝问：经气不足，络气有余的情况是怎样的？

岐伯说：所谓经气不足，络气有余，是指尺肤发热胀满而寸口脉象迟缓涩滞。这种情况，若出现在春夏季节会死亡，若出现在秋冬季节则容易治愈。

黄帝问：应该怎么治疗这两种疾病呢？

岐伯说：如果是络实经虚，就用灸法补阴，刺法泻阳；如果是经实络虚，就用刺法泻阴，灸法补阳。

黄帝问：什么是重虚？

岐伯说：脉虚、气虚、尺虚，就是重虚。

黄帝问：如何识辨并治疗该病呢？

岐伯说：所谓气虚，是因为膻中之气不足，表现为说话时声音低微，不能连续；尺虚，是因为尺肤脆弱，表现为行步软弱无力；脉虚，是因为阴血虚少，脉搏没有充盛的表象。凡是出现上述症状的病人，总体来说，脉象滑利的可以治愈，脉象涩滞的就要死亡。

【原文】

帝曰：寒气暴上，脉满而实，何如？岐伯曰：实而滑则生，实而逆则死。帝曰：脉实满，手足寒，头热何如？

岐伯曰：春秋则生，冬夏则死①。脉浮而涩②，涩而身有热者死。帝曰：其形尽满③何如？岐伯曰：其形尽满者，脉急大坚，尺涩而不应也④。如是者，故从则生，逆则死。帝曰：何谓从则生，逆则死？岐伯曰：所谓从者，手足温也；所谓逆者，手足寒也。

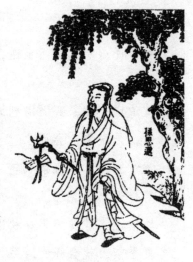

孙思邈

【注释】

①春秋则生，冬夏则死：张介宾："春秋为阴阳和平之候，得其和气，故可以生，冬夏乃阴阳偏胜之时，阳剧于夏，阴剧于冬，故死。"

②脉浮而涩：张琦："此为阳病见阴脉。脉浮宜汗解，涩为血少，不能作汗，故死。"

③形尽满：高世栻："形，身也。满，犹实也。"张志聪："肾为水脏在气为寒，上节论寒气暴上，此复论其水体泛溢，故其形尽满也。"后者义胜。

④脉急大坚，尺涩而不应也：丹波元简："按尺肤涩，与脉急大坚不相应也。《邪气藏府病形篇》：色脉与尺之相应也，如桴鼓影响之相应也。"

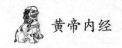

【语译】

黄帝说：寒气突然上逆，脉象盛满而充实的，将会怎样呢？

岐伯说：脉象实而滑利的，疾病可以治愈；脉象实而涩滞的，是逆象，会死亡。

黄帝问：脉象盛满而充实，手足冰凉，头部发热的，将会怎样呢？

岐伯说：若发病于春秋季节，疾病可以治愈；若发病于冬夏季节，就会死亡。另外，脉象浮而涩滞，脉涩而身体发热的，也会死亡。

黄帝问：如果全身虚浮肿胀，将会怎样呢？

岐伯说：所谓身体虚浮肿胀，是指脉象急大而坚，尺肤却枯涩，与脉不相适应。这样的疾病，从则生，逆则死。

黄帝问：从则生，逆则死是指什么？

岐伯说：所谓从，就是手足温暖；所谓逆，就是手足寒冷。

【原文】

帝曰：乳子①而病热，脉悬小者何如？岐伯曰：手足温则生，寒则死②。帝曰：乳子中风热，喘鸣肩息者，脉何如？岐伯曰：喘鸣肩息者，脉实大也。缓则生，急则死③。

314

【注释】

①乳子：《说文》："人及鸟生子曰乳，兽曰产。"张璐："乳子言产后以乳哺子时，非婴儿也。"

②手足温则生，寒则死：张志聪："四肢皆禀气于胃，故阳受气于四末。是以手足温者，胃气尚盛，故生。寒则胃气已绝，故死。"

③缓则生，急则死：张志聪："夫脉之所以和缓者，得阳明之胃气也，急则胃气已绝，故死。"

【语译】

黄帝问：产后患热病，脉象悬小的，将会怎样呢？

岐伯说：手足温暖的，疾病可以治愈；手足寒冷的，就会死亡。

黄帝问：婴儿因感受风热，而出现喘息有声、张口抬肩的症状，其脉象如何？

岐伯说：感受风热而出现喘息有声、张口抬肩症状的，脉象应该充实而大。假如实大中兼有缓和之象的，表明胃气未衰，疾病可以治愈；如果脉象实大而紧急，表明胃气已绝，是死症。

【原文】

帝曰：肠澼便血①，何如？岐伯曰：身热则死，寒则生。帝曰：肠澼下白沫②，何如？岐伯曰：脉沉则生，脉

315

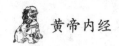

浮则死。帝曰：肠澼下脓血③，何如？岐伯曰：脉悬绝则死，滑大则生。帝曰：澼之属，身不热，脉不悬绝，何如？岐伯曰：滑大者曰生，悬涩者曰死，以脏期之④。

【注释】

①脉澼便血：肠澼，即痢疾，亦名滞下。吴崑："肠澼，滞下也，利而不利之谓。便血，赤痢也。"马莳："此言肠澼之属，有便血者，有下白沫者，有下脓血者，随证、随脉而可以决其死生也。肠澼者，大小肠有所辟积而生诸证，故肠澼为总名，而下三者为诸证也。"

②肠澼下白沫：丹波元简："按《诸病源候论》云：痢色白，食不消，谓之寒中也。诊其脉沉则生，浮则死。知巢氏以下白沫为寒痢也。"

③肠澼下脓血：吴崑："赤白并下也。"

④以藏期之：以五脏相克之时而定死期。张志聪："以藏期之：肝至悬绝，十八日死；心至悬绝，九日死；肺至悬绝，十二日死；肾至悬绝，七日死；脾至悬绝，四日死。悬绝者，绝无阳明之胃气，而真藏孤悬也。"

【语译】

黄帝问：出现大便中带血的赤痢时，会怎么样？

岐伯说：发生赤痢而身体发热的，是死症；身体寒凉不热的，则疾病可以治愈。

黄帝问：肠澼而大便带白沫的，会怎么样？

岐伯说：脉象沉的，疾病可以治愈；脉象浮的，就是死症。

黄帝问：肠澼而大便带脓血的，会怎么样？

岐伯说：脉象悬绝的，是死症；脉象滑大的，则疾病可以治愈。

黄帝问：属于肠澼病，但身体不发热，脉象也不悬绝的，会怎么样？

岐伯说：脉象滑大的，疾病可以治愈；脉象悬绝而滞涩的，是死症。至于什么时候死亡，那就要根据克胜之日来定。

【原文】

帝曰：癫疾①何如？岐伯曰：脉搏大滑，久自已；脉小坚急，死不治。帝曰：癫疾之脉，虚实何如？岐伯曰：虚则可治，实则死②。

【注释】

①癫疾：此处作"癫痫"解。

②虚则可治，实则死：马莳："搏大，滑中带虚，可治；若带实，则邪气有余，乃死候也。"丹波元简："按上文云坚急，乃实之谓。"

【语译】

黄帝问：癫疾的情况怎样？

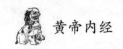

岐伯说：脉象盛大而滑利的，疾病会慢慢自愈；脉象小而坚急的，则不可治。

黄帝问：癫疾病脉象的虚实变化情况是怎样的？

岐伯说：脉象虚缓的，可以治疗；脉象坚实的，就会死亡。

【原文】

帝曰：消瘅^①虚实何如？岐伯曰：脉实大，病久可治；脉悬小坚，病久不可治。

【注释】

①消瘅：消，消耗。瘅，内热。消瘅即消渴病。吴崐："消瘅消中而热，善饮善食。"

【语译】

黄帝问：消渴病脉象的虚实变化情况是怎样的？

岐伯说：脉象实大的，即便患病的时间较长，也可以治愈；脉象悬小而坚实，且拖延过久的，就无法治疗了。

【原文】

帝曰：形度，骨度，脉度，筋度^①，何以知其度也？

【注释】

①形度，骨度，脉度，筋度：度，测度的意思。形度，是测度形体的盛衰。骨度，是测度骨胳的大小。脉度，是测度经脉的长短。筋度，是测度筋络的强弱。

【语译】

黄帝问：怎么度量形度、骨度、脉度、筋度呢？

【原文】

帝曰：春极治经络；夏极治经俞；秋极治六府；冬则闭塞，闭塞者，用药而少针石也①。所谓少针石者，非痈疽之谓也，痈疽不得顷时回。

痈不知所，按之不应手，乍来乍已，刺手太阴傍三痏②，与缨脉③各二。掖④痈大热，刺足少阳五；刺而热不止，刺手心主三，刺手太阴经络者、大骨之会⑤各三。暴痈筋𪔣⑥，随分而痛，魄汗不尽，胞气不足⑦，治在经俞。

腹暴满，按之不下，取手太阳经络者，胃之募⑧也，少阴俞去脊椎三寸傍五，用员利针。霍乱，刺俞傍五，足阳明及上傍三。刺痫惊脉五，针手太阴各五，刺经⑨，太阳五，刺手少阴经络傍者一，足阳明一，上踝五寸，刺三针。

【注释】

①春亟（qì气）治经络……用药而少针石也；丹波元简："亟，盖孟子亟问亟馈鼎肉之亟，音唭，频数也。"张志聪："伯言五藏之气合于四时，而刺度之各有浅深也。亟，急也。春气生升，故亟取络脉；夏取分腠，故宜治经俞，盖经俞隐于肌腠间也；治六府者，取之于合也，……

319

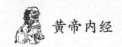

秋气降收，渐入于内，故宜取其合，以治六府也；冬时之气，闭藏于内，故宜用药而少针石，盖针石治外，毒药治内者也。"

②痏（wěi 委）：原意指疮口，这里指灸施术后的穴位瘢痕，针刺一次叫一痏。

③缨（yīng 婴）脉：头部系冠带的部位。缨脉，胃经近缨之脉。

④掖：同腋。

⑤大骨之会：马蒔："当是手太阳小肠经之肩贞穴也。"

⑥軟（ruǎn 软）：此处有挛缩之意。

⑦胞气不足：胞，同"脬"，即膀胱。胞气不足，就是膀胱经气不足。

⑧募：通膜，胸腹部经气结聚之穴。指足阳明胃经的募穴中脘。

⑨刺经：吴崐："凡言其经而不及其穴者，本经皆可取，不必拘其穴也。"

【语译】

黄帝又说：春天治病多取各经的络穴，夏天治病多取各经的腧穴，秋天治病多取六腑的合穴。冬季万物闭藏。人体的阳气也贮藏于内，治疗时应该多用药物少用针石。但少用针石，不包括治疗痈疽一类的疾病。如果痈疽一类的疾病应该用针石治疗的，则不可有片刻的犹豫。

痈毒刚发生时，不知道发病部位，摸又摸不出，又时有疼痛的，应刺手太阴经穴三次，以及刺颈两侧的缨脉穴各两次。

生腋痈而全身大热的，应刺足少阳经穴五次；针刺后仍不退热的，可刺手厥阴经穴三次，以及刺手太阴经的络穴和大骨交会之处各三次。

生急性痈肿而筋肉拘急痉挛，随着痈肿的发展而疼痛加剧，甚至会汗出不止的，是因为膀胱经气不足所致，治疗时应针刺膀胱经的腧穴。

腹部骤然胀满，用手按压疼痛不减的，应该用员利针取手太阳经的络穴，即胃的募穴和脊椎两旁的肾腧穴各五次。

治疗霍乱，应该用针刺肾腧穴旁的志室穴五次，刺足阳明胃俞和肾俞外两旁的胃仓穴各三次。

治疗因受惊而得的惊痫，要取五条经上的穴位：刺手太阴经的经渠穴五次，刺手太阳经的阳谷穴五次，刺手少阴经通里穴旁的手太阳经支正穴一次，刺足阳明经的解溪穴一次，刺足踝上五寸的足少阴经的筑宾穴三次。

【原文】

凡治消瘅、仆击[1]、偏枯[2]、痿厥、气满发逆[3]，肥贵人则高梁之疾也。隔塞、闭绝，上下不通，则暴忧之病

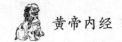

也。暴厥而聋，偏塞闭不通，内气暴薄也。不从内，外中风之病，故瘦留著也④。蹠跛⑤，寒风温之病也。

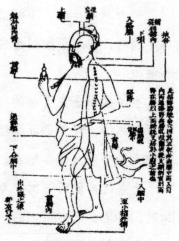

《刺灸心法要诀》中的膀胱经循行图

【注释】

①仆击：指卒中风，突然仆倒。楼英："其卒然仆倒者，经称为击仆，世又称为卒中风是也。"

②偏枯：谓半身不遂。

③气满发逆：吴崐："气满，气急而粗也。发逆，发为上逆也。"

④不从内……故瘦留著也：指因邪气留著不去而形体消瘦。王冰：病气淹留，形容消瘦。"

⑤蹠（zhí 只）跛（bǒ 播）：张志聪：蹠，足也。跛，行不正而偏废也。"

【语译】

消瘅、仆击、偏枯、痿厥、气满发逆等症，如果病人为肥胖之人，多是由偏好肉食厚味引起的。郁结不舒，胸膈上下闭塞不通等症，多是由暴怒或忧郁引起的。突然昏厥，不省人事，耳聋，大小便不畅等症，多是由突然遭受精神刺激，阳气上迫引起的。有的疾病不从内发，因外受风邪，风邪留滞，久而化热，故能消灼肌肉使人瘦，走路时两脚偏跛，是由风寒湿邪侵犯引起的。

【原文】

黄帝曰：黄疸、暴痛、癫疾、厥狂，久逆之所生也。五藏不平，六府闭塞之所生也。头痛耳鸣，九窍不利，肠胃之所生也。

【语译】

黄帝说：黄疸、暴痛、癫疾、厥狂等症，是由经脉之气长时间上逆而不下行引起的。五脏不和，是由六腑闭塞不通引起的。头痛、耳鸣，九窍不利，是由肠胃疾病引起的。

太阴阳明论篇第二十九

【题解】

太阴谓脾，阳明谓胃。本篇根据脾胃的密切关系和生理特点讨论了太阴阳明生病之异，也论述了脾病而四肢不用的机理。

【原文】

黄帝问曰："太阴、阳明为表里，脾胃脉也，生病而异者何也？岐伯对曰："阴阳异位①，更虚更实，更逆更

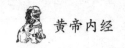

从②，或从内，或从外，所从不同，故病异名也。帝曰：愿闻其异状也。岐伯曰：阳者，天气也，主外；阴者，地气也，主内。故阳道实，阴道虚③。故犯贼风虚邪者，阴受之；食饮不节，起居不时者，阴受之。阳受之则入六腑，阳受之则入五脏。入六腑则身热，不时卧，上为喘呼；入五脏则䐜满闭塞，下为飧泄，久为肠澼。故喉主天气，咽主地气④。故阳受风气，阴受湿气。故阴气从足上行至头，而下行循臂至指端；阳气从手上行至头，而下行至足。故曰：阳病者，上行极而下；阴病者，下行极而上⑤。故伤于风者，上先受之；伤于湿者，下先受之。

帝曰：脾病而四支不用，何也？岐伯曰：四支皆禀气于胃，而不得至经，必因于脾，乃得禀也。今脾病不能为胃行其津液，四支不得禀水谷气，气日以衰，脉道不利，筋骨肌肉皆无气以生，故不用焉。

帝曰：脾不主时，何也？岐伯曰：脾者土也，治中央，常以四时长四脏，各十八日寄治，不得独主于时也。脾脏者，常著胃土之精也。土者，生万物而法天地，故上下至头足，不得主时也。

帝曰：脾与胃以膜相连耳，而能为之行其津液，何也？岐伯曰：足太阴者，三阴也⑥，其脉贯胃、属脾、络嗌，故太阴为之行气于三阴⑦；阳明者，表也。五脏六腑之海也，亦为之行气于三阳。脏腑各因其经而受气于阳

324

明，故为胃行其津液。四支不得禀水谷气，日以益衰，阴道不利，筋骨肌肉无气以生，故不用焉。

【注释】

①阴阳异位：阳明属表居阳位，太阳属里居阴位，两条经脉的走行部位不一样。

②更虚更实，更逆更从：此言太阴、阳明两经的虚实逆从是随着四时阴阳之气的变化而变更的。春夏阳气偏盛，阴气偏衰，故阳明为实、为从，太阴为虚、为逆；秋冬阴气偏盛，阳气偏衰，故太阴为实、为从，阳明为虚、为逆。

③阳道实，阴道虚：阳性刚而主外，外邪入侵，多正盛邪实而见实证；阴性柔而主内，内伤致病，多正气损伤而见虚证。

④喉主天气，咽主地气：喉为肺所主，为呼吸之通道，故说喉主天气；咽为胃所主，为地气所化的饮食五味入胃的道路，故说咽主地气。

⑤阳病者……下行极而上：此言邪气的传变、转归随着经气循行的位置而上下有别。阳经从手至头而后至足，邪犯阴经多上受，久而随经气下行；阴经从足至头而后下行至手指端，邪犯阳经多下受，久而随经气上逆。

⑥足太阴者，三阴也：三阴，指太阴。厥阴为一阴，少阴为二阴，太阴为三阴。

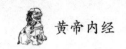

⑦太阴为之行气于三阴：三阴，指太阴、少阴、厥阴三阴。即脾能为胃运行水谷精气到手足三阴经脉。

【语译】

黄帝问：足太阴脾经和足阳明胃经互为表里，是脾胃所属的经脉，可为什么它们所发生的疾病不同呢？

岐伯说：足太阴脾经属阴经，足阳明胃经属阳经，两经循行的部位不同，四时的虚实顺逆也不同，病或从内生，或从外入。发病原因各有不同，因此病名不同。

黄帝说：我想听您讲说一下它们之间不同的情况。

岐伯说：人体内的阳气好像天之气一样，主要卫护于外；人体的阴气好像地之气，主要营养于内。所以阳气性刚多实，阴气性柔易虚。当贼风虚邪损伤人体时，卫护于外部的阳气最先受到侵害；饮食不节制，起居无规律时，则营养于内的阴气最先遭受损伤。

阳分感受病邪，常常会传入六腑；阴分感受病邪，往往会传入五脏。病邪传入六腑后，会出现身体发热不能安稳入睡，气上逆而喘息急促的症状；病邪进入五脏，会出现脘腹胀满，胸膈闭塞不通，大便泄泻不止的症状，时间长了会发展成肠澼病。喉是主管呼吸的，与天之气相通；咽是主管吞咽食物的，与地之气相连。阳经容易被风邪侵袭，阴经容易被湿邪侵袭。手足三阴经的经脉之气，从足部上行到达头部，再向下顺着手臂到达指尖；手足三阳经的经脉之气，从手部向上运行至头部，再向下运行到达足部。所以说，阳经的病邪，先上行到达极点后，再向下行；阴经的病邪，先下行到达极点后，再向上行。因此，外感风邪，多在上部；外中湿邪，多在下部。

黄帝问：脾有病会致使四肢的功能丧失，这是为什么呢？

岐伯说：四肢需要胃气来充养，但是胃气不能直接到达四肢经脉，需要经过脾的运化，水谷精液才能输送到四肢。现在脾有了疾病，不能输送胃的水谷精液，四肢因得不到水谷精气，经脉之气就会逐渐衰弱，经脉不通，筋骨肌肉也得不到营养，四肢功能就丧失了。

黄帝问：为什么脾不能主旺一个季节？

岐伯说：脾在五行中属土，主管中央，分旺于四时长养四脏，寄治于四季之末各十八天，所以脾不单独主旺一个季节。因为脾脏的功能是运化胃土的水谷精气，这就像天地滋养万物一样，一时也不能缺少。所以它能从上到下，从头到足，把水谷精气输送给全身各部分，而不专主一个季节。

黄帝说：脾和胃只有一膜相连，而脾能为胃运化津液，这是为什么呢？

岐伯说：足太阴脾经，属于三阴经，它的经脉贯通到胃，连属于脾，挟着咽喉，所以脾能把胃中的水谷精气传

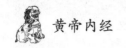

送到手足三阴经；足阳明胃经是脾经之表，是为五脏六腑提供营养的地方，所以胃也能把太阴之气输送到手足三阳经。五脏六腑都是通过脾而承受胃气，因此脾能为胃运化津液。如果四肢没有水谷经气的充养，经气就会越来越衰弱，经脉就会不畅通，筋骨肌肉就会得不到营养，四肢功能也就会丧失了。

阳明脉解篇第三十

【题解】

本篇主要解释阳明经脉的病变证状。十二经脉，所以突出阳明，是因为胃受水谷，以养五脏六腑，气和则为益，受邪则病甚，故别解之。

【原文】

黄帝问曰：足阳明之脉病，恶①人与火，闻木音则惕然而惊，钟鼓不为动，闻木音而惊何也？愿闻其故。岐伯对曰：阳明者胃脉也，胃者土也，故闻木音而惊者，土恶木也。帝曰：善。其恶火何也？岐伯曰：阳明主肉，其脉血气盛，邪客之则热，热甚则恶火。帝曰：其恶人何也？岐伯曰：阳明厥则喘而悗②，悗则恶人。帝曰：或喘而死者，或喘而生者，何也？岐伯曰：厥逆连脏则死，连经则生③。

【注释】

①恶：厌恶的意思。

②悗：烦闷。或作心中郁结而不舒畅。《素问识》云："悗，《甲乙》作闷，释音，悗，乌贯切。简按《集韵》：悗、懑、宛、愱同，音郁，心所郁积也。"

③厥逆连脏则死，连经则生：王冰注："经，谓经脉。脏，谓五神脏。所以连脏则死者，神去故也。"此指逆气连及神脏，神伤而去则死；连及经脉者，病尚较轻浅，故生。厥逆，在此指气逆而言。

【语译】

黄帝问：足阳明的经脉有病时，厌恶看见人和火，听到木头撞击的声音就惊恐不安，但钟鼓的敲击声却不会使他害怕，为什么听到木头撞击的声音会害怕呢？我想知道这其中的道理。

岐伯说：足阳明是胃的经脉，在五行中属土，听到木头撞击的声音会惊恐，就是因为木克土的缘故。

黄帝说：说得好！讨厌火是什么道理呢？

岐伯说：足阳明经主管肌肉，它的经脉血多气多，受到外邪的侵犯会发热，发热就会讨厌火。

黄帝问：为什么讨厌见人呢？

岐伯说：足阳明经气上逆，会导致呼吸喘促，心中郁闷，所以不愿见人。

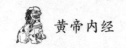

黄帝说：足阳明经气上逆引起的喘促，有的可致死，有的却不会致死，这是为什么呢？

岐伯说：足阳明经气厥逆如果牵连内脏，就会使病情加重而死；如果只发生在外在的经脉上，病情就会较轻，可以治愈。

【原文】

帝曰：善。病甚则弃衣而走，登高而歌，或至不食数日，逾垣①上屋，所上之处，皆非其素②所能也，病反能者何也？岐伯曰：四支者诸阳之本也，阳盛则四支实，实则能登高也。帝曰：其弃衣而走者何也？岐伯曰：热盛于身，故弃衣欲走也。帝曰：其妄言骂詈③不避亲疏而歌者何也？岐伯曰：阳盛则使人妄言骂詈不避亲疏而不欲食，不欲食故妄走也。

【注释】

①逾垣：越墙而过。逾，越。垣，墙。

②素：向来、往常的意思。

③骂詈：《素问识》云："《韵会》：正斥曰骂，旁及曰詈。《一切经音义》云：詈，亦骂也。今解，恶言及之曰骂，诽谤咒诅曰詈。"在此皆指骂人。

【语译】

黄帝说：说得好！阳明经的病情严重时，有的病人会脱掉衣服，乱跑乱跳，登上高处大吼唱歌，或者几天不吃东西，但是还能登高上屋顶，并且登上的高处，都是其平时达不到的，有病后反而能上去，这是为什么？

岐伯说：四肢是阳气之本，阳气旺盛，四肢就充实，所以能登上高处。

黄帝问：病人为什么会脱掉衣服四处乱跑？

岐伯说：因为内热亢盛，所以不穿衣服四处乱跑。

黄帝问：病人疯言疯语，谩骂别人，不避亲疏，随意唱歌，这是为什么？

岐伯说：因为阳热过于亢盛，惊扰心神，所以病人神志失常，胡言乱语，谩骂别人，不避亲疏，不知进食，到处乱跑。

卷第九

热论篇第三十一

【题解】

本篇对热病的成因、证状、传变、治疗、预后、禁忌作了较详细的解释，是一篇最早而重要的热病文献。

【原文】

黄帝问曰：今夫热病者，皆伤寒之类也，或愈或死，其死皆以六七日之间其愈皆以十日以上者何也？不知其解，愿闻其故。岐伯对曰：巨阳者，诸阳之属也[①]，其脉连于风府[②]，故为诸阳主气也[③]。人之伤于寒也，则为病热，热虽甚不死；其两感[④]于寒而病者，必不免于死。

【注释】

①巨阳者，诸阳之属也：巨阳，即太阳。此指太阳统率诸阳。《类经》十五卷第三十九注："太阳为六经之长，统摄阳分，故诸阳皆其所属。"

②风府：穴名，在项上入发际一寸，属督脉，为足太阳、督脉、阳维之会。

③故为诸阳主气也：《太素》卷二十五热病决注："诸阳者，督脉、阳维脉也。督脉，阳脉之海，阳维维诸阳脉，总会风府，属于太阳，故足太阳脉为诸阳主气。"《类经》十五卷第三十九注："太阳经脉，覆于巅背之表，故主诸阳之气分。"

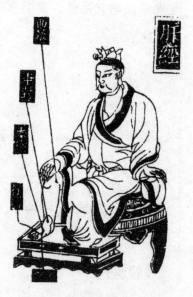

《铜人图经》

五输穴图中的肝经图

④两感：指相为表里的阴阳两经同时受病，如太阳、少阴同病，阳明、太阴同病，少阳、厥阴同病。

【语译】

黄帝问：现在所说的因外感风寒而得的热病，都属于伤寒病的范畴，其中有的人痊愈了，有的人死亡了，死亡的人会在患病六七天内死去，痊愈的人也都在十多天以后才能痊愈，这是为什么？我不知道其中的原因，想听您讲解一下。

岐伯说：太阳经是六经的统领，人体所有的阳经都隶属它。太阳的经脉连于风府，和督脉、阳维相交会，因为督脉对全身阳经脉气有统率、督促的作用，所以太阳为诸阳主气，主一身之表。人感受寒邪后，会发热，发热虽然严重，但通常不会死亡；假如阴阳表里两经同时感受寒邪而发生疾病，就一定会死亡。

【原文】

帝曰：愿闻其状。岐伯曰：伤寒一日，巨阳受之，故头项痛腰脊强。二日阳明受之，阳明主肉，其脉侠鼻络于目，故身热①目疼而鼻干，不得卧也。三日少阳受之，少阳主骨，其脉循胁络于耳，故胸胁痛而耳聋。三阳经络皆受其病，而未入于脏者，故可汗而已②。四日太阴受之，太阴脉布胃中络于嗌，故腹满而嗌干。五日少阴受之，少阴脉贯肾络于肺，系舌本，故口燥舌干而渴。六日厥阴受

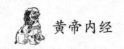

之，厥阴脉循阴器而络于肝，故烦满而囊缩③。三阴三阳，五脏六腑皆受病，荣卫不行，五脏不通，则死矣。

【注释】

①身热：《类经》十五卷第三十九注："伤寒多发热，而独此云身热者，盖阳明主肌肉，身热尤甚也。"

②三阳经络皆受其病，……故可汗而已：三阳经络皆受邪而发病，是病仍在形体之表，尚未入里入阴，故均可通过发汗而病愈。张志聪注："脏者，里也，阴也。"

③烦满而囊缩：心中烦闷而阴囊收缩。满，在此同懑，闷的意思。

【语译】

黄帝说：我想了解伤寒病的症状有哪些。

岐伯说：患伤寒病的第一天，太阳经首先发病，因太阳主一身之表，所以会出现头颈部疼痛，腰脊部肌肉僵直的症状。第二天，病邪侵犯阳明经，因阳明主管肌肉，足阳明经脉挟鼻上行，络于眼目，下行至腹部，所以会出现身体发热、眼睛疼痛、鼻孔干燥、不能安稳卧息的症状。第三天，少阳经发病，少阳主管骨，因足少阳的经脉循行于胁肋部，上络于耳，所以会出现胸肋疼痛、耳聋的症状。如果三阳经脉和络脉都发病，而病邪还未深入五脏，就可以用发汗的方法治愈。第四天，太阴经发病，因足太阴经脉敷布胃中，上络咽喉，所以会出现腹中胀满、咽喉干燥的症状。第五天，少阴经发病，因足少阴经脉贯通于肾，络于肺，连于舌根，所以会出现口干舌燥而渴的症状。第六天，病邪到达厥阴经，因足厥阴经脉循绕阴器而络于肝，所以会出现郁闷、阴囊收缩的症状。假如三阴经、三阳经和五脏六腑都发病，导致荣卫气血不能循行，五脏经脉之气不通，人就会死亡。

【原文】

其不两感于寒者，七日巨阳病衰，头痛少愈①；八日阳明病衰，身热少愈；九日少阳病衰，耳聋微闻；十日太阴病衰，腹减如故，则思饮食；十一日少阴病衰，渴止不满，舌干已而嚏；十二日厥阴病衰，囊纵少腹微下，大气②皆去，病日已矣。帝曰：治之奈何？岐伯曰：治之各通其脏脉③，病日衰已矣，其未满三日者，可汗而已；其满三日者，可泄而已④。

【注释】

①七日巨阳病衰，头痛少愈：王冰注："邪气渐退，经气渐和，故少愈。"

②大气：王冰注："大气，谓大邪之气也。"

③治之各通其脏脉：《太素》卷二十五热病决注："量其热病在何脏之脉，知其所在，即于脉以行补泻之法。"此言治疗时应根据病在何脏经脉，分别通其脏脉，亦即随经分治之意。

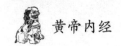

④其未满三日者，可汗而已，其满三日者，可泄而已：此处所说的"可汗"与"可泄"，均系指针刺法而言。即用针刺以发汗或泄热。

【语译】

假如疾病不是阴阳表里两经同时感受寒邪而引起的，到第七天时，太阳之病就会衰减，头痛也会稍有好转；第八天，阳明之病会减弱，身热稍微减轻；第九天，少阳之病减弱，耳聋也会缓解，能逐渐恢复听力；第十天，太阴之病衰减，腹部胀满症状会消退，并很想吃东西；第十一天，少阴之病减轻，口不渴，舌不干，能打喷嚏；第十二天，厥阴之病衰退，阴囊松缓，少腹部的拘急也会减轻。这时大邪之气已经消退，疾病也就痊愈了。

黄帝问：如何治疗？

岐伯说：对病变所在的脏腑和经脉，分别通调，疾病就会逐渐衰退而痊愈。治疗这类病的原则是，发病不到三天，邪气仍在阳表的，可用发汗法疏散病邪；发病已满三天，邪气已经深入阴里的，用泻法泻除病邪，疾病即可痊愈。

【原文】

帝曰：热病已愈，时有所遗①者何也？岐伯曰：诸遗者，热甚而强食之，故有所遗也。若此者，皆病已衰而热有所藏，因其谷气相薄，两热相合②，故有所遗也。帝曰：

善。治遗奈何？岐伯曰：视其虚实，调其逆从③，可使必已矣。帝曰：病热当何禁之？岐伯曰：病热少愈，食肉则复④，多食则遗，此其禁也。

【注释】

①遗：此指伤寒热病虽愈后，由于邪未尽去，胃气未尽复，而病有所遗留。《太素》卷二十五热病决注："遗，余也。大气虽去犹有残热在脏腑之内外，因多食，以谷气，热与故热相薄，重发热病，名曰余热病也。"

②两热相合：是指病之余热，与新食谷气之热相合。

③视其虚实，调其逆从：诊察病人经脉的虚实，然后根据其虚实进行补泻，以调治其阴阳的逆从。

④食肉则复：王冰注："是所谓戒食劳也。热虽少愈，犹未尽除，脾胃气虚，故未能消化，肉坚食驻，故热复生。复，谓旧病也。"

【语译】

黄帝问：热病已经痊愈，却经常会有余热滞留的情况，是为什么呢？

岐伯说：之所以会出现余热遗留不退的情况，是因为发热严重时勉强进食。在病势减退但仍确邪热蕴藏在体内时，如强让病人吃东西，就会因为饮食不能消化而生热，此热与残留的余热相互迫近，两热相合，重新发热，就会出现余热不尽的情况。

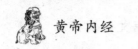

黄帝说：很好。余热遗留该怎样治疗？

岐伯说：应当诊察疾病的虚实，或用补法或用泻法，选择适宜的治疗方法，就能治愈。

黄帝说：患热病有什么禁忌吗？

岐伯说：热势稍微减轻时，如果进食肉类食物，热病会复发；如果吃得过多，会使余热遗留，这都是热病病人应当注意的。

【原文】

帝曰：其病两感于寒者，其脉应与其病形何如？岐伯曰：两感于寒者，病一日则巨阳与少阴俱病，则头痛口干而烦满；二日则阳明与太阴俱病，则腹满身热，不欲食谵言①；三日则少阳与厥阴俱病，则耳聋囊缩而厥，水浆不入，不知人，六日死。

【注释】

①谵（zhān 沾）言：王冰注："谵言，谓妄谬而不次也。"或作病中说胡话解。

【语译】

黄帝说：表里两经同时受邪的两感证病人，发病的经脉和症状是怎样的？

岐伯说：阴阳表里两经同时感受寒邪后，第一天，太阳和少阴两经同时发病，表现为头痛、口干、心中烦冈；

第二天，阳明和太阴两经同时发病，症状是身体发热、胡言乱语、腹部胀满、不想进食；第三天，少阳和厥阴两经同时发病，症状是耳聋、阴囊收缩、四肢发冷。假如病情发展至水浆不能饮入，神志昏迷，不省人事的地步时，到第六天就会死亡。

【原文】

帝曰：五脏已伤，六腑不通，荣卫不行，如是之后，三日乃死何也？岐伯曰：阳明者，十二经脉之长也，其血气盛，故不知人，三日其气乃尽，故死矣。

【语译】

黄帝说：当疾病发展到五脏已伤，六腑不通，荣卫气血不行的程度时，也要在三天以后才能死亡，这是为什么？

岐伯说：阳明经是十二经之长，这个经脉多气多血，所以感受病邪后，容易使人心神迷乱。而三天过后，阳明的气血才会耗尽而死亡。

【原文】

凡病伤寒而成温①者，先夏至日者为病温，后夏至日者为病暑，暑当与汗皆出，勿止。

【注释】

①温：在此指温热病而言。

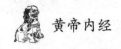

【语译】

伤于寒邪而转变成温病的，如果病发在夏至日以前，就是温病；病发在夏至日以后，就是暑病。暑病多有汗出，暑热可通过汗液被疏散泄出，因此得了暑病出汗时，不可制止。

刺热篇第三十二

【题解】

本篇主要说明针刺热病的法则。论述了五脏热病的症状、色诊、愈期、预后、护理及针刺方法，并且又指出了根据热病始发症状的病位而确定刺法，以及热病五十九刺应用。同时又强调热病早期诊断和早期治疗的重要性。最后讨论治疗热病的气穴之取穴方法。

【原文】

肝热病者，小便先黄，腹痛多卧①，身热。热争②则狂言及惊，胁满痛，手足躁，不得安卧；庚辛甚，甲乙大汗③，气逆则庚辛死④。刺足厥阴、少阳。其逆则头痛员员⑤，脉引冲头也。

心热病者，先不乐，数日乃热。热争则卒心痛⑥，烦闷善呕，头痛面赤，无汗；壬癸甚，丙丁大汗，气逆则壬癸死。刺手少阴、太阳。

脾热病者，先头重，颊痛，烦心，颜⑦青，欲呕，身热。热争则腰痛⑧，不可用俯仰，腹满泄，两颔痛；甲乙甚，戊己大汗，气逆则甲乙死。刺足太阴、阳明。

肺热病者，先淅然⑨厥，起毫毛。恶风寒，舌上黄，身热。热争则喘咳，痛走胸膺⑩背，不得大息，头痛不

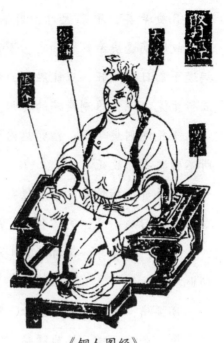

《铜人图经》

五输穴图中的肾经图

堪，汗出而寒；丙丁甚，庚辛大汗，气逆则丙丁死。刺手太阴、阳明，出血如大豆，立已⑪。

肾热病者，先腰痛胻痠，苦渴数饮，身热。热争则项痛而强，胻寒且痠，足下热，不欲言，其逆则项痛员员澹澹然⑫；戊己甚，壬癸大汗，气逆则戊己死。刺足少阴、太阳。诸汗者，至其所胜日汗出也⑬。

【注释】

①多卧：张琦："肝胆同气，胆热故好眠。"

②争：谓热邪和正气相争，即邪正相争。

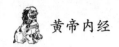

③庚辛甚，甲乙大汗：肝属木，庚辛属金，金能克木，故肝病逢庚辛日则加重。甲乙属木，为肝旺之日，肝病逢甲乙日则气旺，正能胜邪，故可大汗出而热退。此据五行生克之理，推测疾病的转归。余四脏均属此义。

④气逆则庚辛死：指邪热内淫而肝气逆乱，又遇庚辛所不胜之日，故死。

⑤员员：指眩晕。张志聪："员员，周转也。"

⑥卒心痛：卒，同"猝"。卒心痛，指突然发作心痛。

⑦颜：指额部，又称庭。《灵枢·五色》曰："庭者，颜也。"

⑧腰痛：张介宾："腰者，肾之府。热争于脾，则土邪乘肾，必注于腰，故为腰痛。"

⑨淅然：突然感到凛寒的样子。

⑩胸膺：胸之两旁高起处叫膺，两膺之间为胸。

⑪出血如大豆，立已：据高世栻注，这七个字应移在"刺足少阴、太阳"之下。丹波元简："余藏热病，不言出血，独于肺热病而言之，实为可疑，高说近是。"

⑫澹澹然：水波摇动起伏状。澹澹，亦作"淡淡"。

⑬诸汗者，至其所胜日汗出也：张介宾："气王之日，即所胜也。王则胜邪，故汗出而病愈"。又《黄帝内经太素》卷二十五五藏热病无此十一字。高世栻："此衍文也。下文云：诸当汗者，至其所胜日汗大出也。误重于此。"

此说可参。

【语译】

肝脏感受热病时，先出现小便色黄、腹部疼痛、喜好卧床、身体发热的症状。当热邪侵入肝脏与正气相搏时，会出现惊恐不安、精神狂妄、语言粗鲁、胁部胀满疼痛、手足燥扰不宁、不得安稳卧息的症状；到庚辛日时，会因金克木而加重病情，到了甲乙日，木旺，就会发汗不止。如果邪气过盛，肝脏受损，病势会加重，将在庚辛日死亡。治疗时，应针刺足厥阴肝经和足少阳胆经。假如肝气上逆，会出现头痛眩晕的症状，这是热邪循着肝脉上逆至头部所造成的。

心脏感受热病时，先感觉心中不快，几天以后开始出现发热症状。当热邪进入心脏与正气相争时，就会出现突然心痛、烦闷、作呕、头疼、面红、无汗的症状；到壬癸日时，会因水克火而加重病情，到了丙丁日，火旺，就会发汗不止。如果邪气过盛，心脏受损，病情会加重，将在壬癸日死亡。治疗时，应针刺手少阴心经和手太阳小肠经。

脾脏感受热病时，先出现头重、脸颊痛、心烦、额头发青、想呕吐和身体发热的症状。当热邪进入脾脏与正气相争时，会导致腰部疼痛、不能弯腰、腹部胀满而泄泻、两颌部疼痛；到甲乙日时，会因木克土而加重病情，到了戊己日，土旺时，就会发汗不止。如果邪气过盛，脾脏受损，病势会加重，将在甲乙日死亡。治疗时，应针刺足太阴脾经和足阳明胃经。

肺脏感受热病时，先出现体表渐然寒冷、毫毛直立、害怕风寒、舌发黄、全身发热的症状。当热邪进入肺脏与正气相争时，会导致气喘、咳嗽、胸背疼痛、不能长呼吸、头痛严重、出汗、怕冷；到丙丁日时，会因火克金而加重病情，到庚辛日，金旺时，就会发汗不止。如果邪气过盛，损伤肺脏，病势会加重，将在丙丁日死亡。治疗时，应针刺手太阴肺经和手阳明大肠经，放出大豆粒般大小的血后，热邪即可退去，经脉调和，疾病痊愈。

肾脏感受热病时，先发觉腰部疼痛、小腿发酸、口渴难忍、频繁喝水、全身发热。当热邪到达肾脏与正气相争时，会出现颈部疼痛、勉强挺直、小腿寒凉酸痛、足心发热、不愿说话的症状，假如肾气上冲，会颈部疼痛、头晕而摇摆不停；在戊己日时，会因为土克水而使病情加重，到壬癸日，水旺，就会出汗不止，如果邪气过盛，损伤肾脏，病势会更加严重，将在戊己日死亡。治疗时，可针刺足少阴肾经和足太阳膀胱经。以上所述的各脏器大汗出，是因为到了各脏器旺之日，正气盛，邪气衰，所以大汗出，热邪消退，疾病痊愈。

【原文】

肝热病者，左颊先赤；心热病者，颜先赤；脾热病者，鼻先赤；肺热病者，右颊先赤；肾热病者，颐先赤。病虽未发，见赤色者刺之，名曰治未病。热病从部所①起者，至期②而已；其刺之反者，三周而已；重逆③则死。诸当汗者，至其所胜日汗大出也。

【注释】

①部所：指五脏病色在面部所反映的部位，如心颜、脾鼻、肾颐等。

②期：谓所胜日。

③重逆：指治疗上的一误再误。

【语译】

肝脏感受热病时，左侧脸先出现红色；心脏感受热病时，额头先出现红色；脾脏感受热病时，鼻子先出现红色；肺脏感受热病时，右侧脸颊先出现红色；肾脏感受热病时，颔部最先出现红色。虽然疾病尚未发作，但面部已经出现红色的，就要立即进行针刺治疗，这就叫做"治未病"。

热病只在五脏色部所在的地方出现红色，而没有出现其他症状的，病情较轻，如果尽早治疗，到了该脏器当旺之日，就会痊愈；如果治疗方法不当，应该泻的反用补，

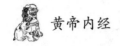

应该补的反用泻，就会耽搁治病时间，这样要经过三个当旺之日，才能痊愈；如果继续错误治疗，就会使病情恶化，甚至会造成死亡。总而言之，各脏所患的热病，如及时正确治疗，在其当旺之日，就能够出汗而愈。

【原文】

诸治热病，以①饮之寒水，乃刺之；必寒衣之，居止寒处，身寒而止也。

【注释】

①以：《甲乙经》卷七第一上作"先"。可参。

【语译】

治疗热病，应该喝清凉饮料，以解除内里之热，然后再施针刺，而且要让病人穿得少一点，在阴凉处居住，以解除外表之热，表里之热都消退后，身体凉爽，疾病就会痊愈。

【原文】

热病先胸胁痛，手足躁，刺足少阳，补足太阴①，病甚者为五十九刺②。热病始手臂痛者，刺手阳明、太阴，而汗出止。热病始于头首者，刺项太阳而汗出止。热病始于足胫者，刺足阳明而汗出止③。热病先身重，骨痛，耳聋，好瞑④，刺足少阴，病甚为五十九刺。热病先眩冒而热，胸胁满，刺足少阴、少阳。

【注释】

①刺足少阳，补足太阴：张志聪："刺足少阳以泻阳分之热，补足太阴以御外入之邪。盖邪在少阳，三阳为尽，太阴当受邪也。"

②五十九刺：指治热病的五十九穴，见《水热穴论篇》。根据王冰的注解，五十九刺所取穴位如下：上星、囟会、前顶、百会、后顶（计五穴），五处、承光、通

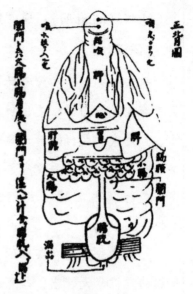

日本棍原性

《顿医抄》中的正背图

天、络却、玉枕、临泣、目窗、正营、承灵、脑空（左右合二十穴），以上二十五穴，可以散泄诸阳经上逆之热邪。大杼、膺俞、缺盆、背俞，左右计八穴，可以泻泄胸中之热邪。气街、三里、巨虚上下廉，左右计八穴，可以泻泄胃中之热邪。云门、髃骨、委中、髓空，计八穴，可以泻泄四肢之热邪。魄户、神堂、魂门、意舍、志室，计十穴，可以泻泄五脏之热邪。

③刺足阳明而汗出止：吴崐："不言孔穴，而混言其经者，取穴不泥于一，但在其经酌之可也。汗出止者，经气和也。"

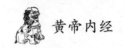

④瞑（míng 明）：通"眠"。指小睡、假寐。

【语译】

热病先表现为胸膛至胁下疼痛、手足扰动不宁的，说明病邪在足少阳经，应该针刺足少阳经，以泻除阳分的热邪，补足太阴经，病情严重的就用"五十九刺"之法。

热病先表现为手臂疼痛的，说明病邪在上部而发于阳表，应针刺手阳明、太阴二经的穴位，大汗出，即可退热。

热病最先发生在头部的，是太阳之病，应刺足太阳经颈部的穴位，大汗出，即可退热。

热病开始于足胫部的，是病发于阳表而始于下部，应刺足阳明经的穴位，大汗出，即可退热。

热病最先表现为身体沉重、骨节疼痛、耳聋、困乏嗜睡的，是少阴有了热病，应刺足少阴经的穴位，病情严重的则用"五十九刺"之法。

热病先表现为头晕目眩，后发热、胸胁胀满的，是少阳有了疾病，并已传至少阴，使阴阳的枢机丧失功能，应刺足少阴和足少阳二经，可枢转邪气。

【原文】

太阳之脉，色荣颧骨①，热病也，荣未交②，曰今且得汗，待时③而已；与厥阴脉争见④者，死期不过三日，其热病内连肾。少阳之脉色也⑤。少阳之脉，色荣颊前，热病也，荣未交，曰今且得汗，待时而已；与少阴脉争见者，死期不过三日。

【注释】

①色荣颧骨：指赤色显现于颧骨部位。荣，指光耀，显现。

②荣未交：新校正："按《甲乙经》、《太素》作'荣未天'，下文'荣未交'亦作'天'。"按《玉机真藏论》："色天不泽，谓之难已。"王冰："天谓不明而恶。"据此，荣未天是谓色泽未恶，病气尚浅，故可汗而已。

③待时：是指其当旺之时，也即上文所谓"所胜日"。

④与厥阴脉争见：张介宾："六经热病之序，其始太阳，其终厥阴，今始终争见，则六经两感俱已传遍。故当三日而死。证之下文，义尤明显。"张琦："'厥阴'当作'少阴'。若与少阴脉争见，则是一日府藏俱病，三日遍六经而死。缘其热本自肾发，故病内连肾也。"两说皆通。

⑤少阳之脉色也：新校正："旧本无'少阳之脉色也'六字，乃王氏所添。"《甲乙经》卷七第一、《黄帝内经太素》卷二十五五藏热病均无。疑衍。

【语译】

少阳经脉感受疾病时，如果红色出现在颧骨上，就是热病。如果颜色不沉暗，表明病情比较轻，在其当旺之日，可发汗使疾病痊愈。但如果同时又出现厥阴经的脉

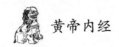

象，就是木盛水衰，不超过三天就会死亡。因为热病已内连于肾。太阳经脉感受疾病时，如果红色出现在面颊的前方，就是热病。如果颜色还不算沉暗，则表明疾病轻浅，在其当旺之日，可发汗使疾病痊愈。但如果同时又出现少阴经的脉象，就是母胜其子的死证，不超过三天就会死。

【原文】

热病气穴①：三椎下间主胸中热；四椎下间主膈中热②；五椎下间主肝热；六椎下间主脾热；七椎下间主肾热。荣在骶也③。项上三椎陷者中也④。颊下逆颧为大瘕⑤；下牙车⑥为腹满；颧后为胁痛；颊上者，膈上也。

【注释】

①热病气穴：指治疗热病所取用的俞穴。

②膈中热：《甲乙经》卷七第一作"胃中热"。可参。

③荣在骶（dǐ 底）也：骶，指脊椎末端的尾骶骨，有长强穴。张介宾："盖既取阳邪于上，仍当补阴于下，故曰荣在骶也。"高世栻："荣为阴主下，若荣血之热病，其穴在脊骨尽处，故曰荣在骶也。"

④项上三椎陷者中也：张介宾："此取脊椎之大法也。项上三椎者，乃项骨三节，非脊椎也，三椎之下陷者中，方是第一节，穴名大椎"。丹波元简："荣在骶也，项上三椎陷者中也，此二句义未太明。"

⑤大瘕（jiǎ 假）；此指大瘕泄，是下利的一种，症状

为腹泻里急后重而茎中痛。

⑥牙车：即颊车，在颊的下侧。

【语译】

可治疗热病的孔穴：第三脊椎下面，主治胸中的热病；第四脊椎下面，主治膈中的热病；第五脊椎下面，主治肝脏热病；第六脊椎下面，主治脾脏热病；第七脊椎下面，主治肾脏热病。治疗热病，要在上部取穴，泻除阳邪，当再取穴于下，以补阴气，下部在尾骶骨处取穴。颈部第三椎以下凹陷处的中央部位是大椎穴，从这里向下就是脊椎的开始。观察面色，就能推测腹部的疾病，如果面颊的红色从下向上一直达到颧骨，就是"大瘕泄"病；如果红色自颊下一直达到颊车部，就是腹部胀满；红色出现在颧骨后侧，就是胁痛之病。凡红色出现在脸颊上，表明膈有疾病。

评热病论篇第三十三

【题解】

本篇较详细地论述了阴阳交、风厥、劳风、风水诸病的病因、病机、症状、预后、治疗等问题。诸病皆因正气不足，外感邪气所致，且多有发热之状，多为外感热病之范畴，故篇名曰"评热病论"。

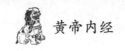

【原文】

黄帝问曰：有病温者，汗出辄①复热，而脉躁疾②不为汗衰，狂言不能食，病名为何？岐伯对曰：病名阴阳交③，交者死也汗。帝曰：愿闻其说。岐伯曰：人之所以汗出者，皆生于谷，谷生于精④，今邪气交争于骨肉而得汗者，是邪却而精胜也，精胜则当能食而不复热。复热者，邪气也，汗者精气也，今汗出而辄复热者，是邪胜也，不能食者，精无俾⑤也，病而留者，其寿可立而倾⑥也。且夫《热论》⑦曰：汗出而脉尚躁盛者死。今脉不与汗相应，此不胜其病也，其死明矣。狂言者是失志，失志者死。今见三死⑧，不见一生，虽愈必死也。

【注释】

①辄（zhé 哲）：犹即也。

②脉躁疾：脉象躁动急疾。

③阴阳交：指热邪［阳邪］交入阴分，阴精被劫夺，而热邪仍不退，阴邪盛而阴精竭，故为死证。王冰注："交，谓交合。"

④人之所以汗出者，皆生于谷，谷生于精：此言人之出汗，是来自水谷所化的精气。王冰注："言谷气化为精，精气胜乃为汗。"

⑤精无俾：精气不能继续补益。《说文》："俾，益也。"可引伸为补益的意思。

⑥倾：危也。《荀子》儒效："齐一天下而莫能倾。"

⑦《热论》：王冰注："谓上古《热论》也。"

⑧三死：指文中之汗出复热不能食、汗出脉躁盛、狂言三证。

【语译】

黄帝问：有的温热病人，出汗以后又发热，脉象急促躁进，病情不但没有因为汗出而减弱，还出现了胡言乱语、饮食不下等症状，这是什么病？

岐伯说：这种病是阴阳交，是死症。

黄帝说：希望您能讲讲其中的道理。

岐伯说：人出汗依靠的是水谷进入胃里以后化生出了精微之气，水谷精气充盛，就能战胜邪气而出汗。如今邪气和正气在骨肉之间相争而出汗，表明邪气衰而正气胜，正气胜病人就能进饮食，并且不再发热。复发热是邪气遗留未尽，出汗是精气胜邪，如今汗出后又立即发热，是因为邪胜正衰。饮食不下，精气就得不到充养，而邪热留滞不去，将危及病人的生命。《热论》中也说过：汗出而脉象躁进急促，则预后不良。现在脉象和汗出之后的情况不相符，表明精气无法胜过邪气，死亡的征象已十分明显了。而且语言狂乱是神志失常的表现，神志失常则必死。现在已出现三种死证，而毫无生机，尽管疾病可能因汗出而稍微衰减，但这只是暂时的，病人迟早会死。

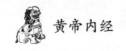

【原文】

帝曰：有病身热汗出烦满，烦满不为汗解，此为何病？岐伯曰：汗出而身热者风也，汗出而烦满不解者厥①也，病名曰风厥。帝曰：愿卒闻之。岐伯曰：巨阳主气，故先受邪，少阴与其为表里也，得热则上从之②，从之则厥也。帝曰：治之奈何？岐伯曰：表里刺之③，饮之服汤。

【注释】

①派：在此指下气上逆。

②得热则上从之：《类经》十五卷第三十注："巨阳主气，气言表也。表病则里应，故少阴得热，则阴分之气，亦从阳而上逆，逆则厥矣。"此处之"上从之"是指少阴之气，随从太阳之气上逆。故"厥"系指少阴气逆。

③表里刺之：指刺太阳、少阴两经。《类经》十五卷第三十注："阳邪盛者阴必虚，故当泻太阳之热，补少阴之气，合表里而刺之也"。

【语译】

黄帝说：有的病全身发热、汗出、烦闷，烦闷感不能因为汗出而得到衰减，这是什么病？

岐伯回答道：汗出而全身发热，是因为受了风邪的侵袭；烦闷而不得缓解，是因为下气上逆，这种疾病叫风厥。

黄帝说：希望您能详细地讲一讲。

岐伯说：太阳经为诸阳主气，主一身之表，因此太阳经最先遭受风邪的侵犯。少阴和太阳互为表里，外表有病，内里必然与之相应，少阴受太阳发热的影响，其气也随之上逆，上逆就是厥。

黄帝问：如何治疗？

岐伯说：治疗时应针刺太阳、少阴表里两条经脉，刺太阳来泻除风热之邪，刺少阴来降上逆之气，同时还要饮服汤药。

【原文】

帝曰：劳风①为病何如？岐伯曰：劳风法在肺下②，其为病也，使人强上冥视③，唾出若涕④，恶风而振寒，此为劳风之病。帝曰：治之奈何？岐伯曰：以救俯仰⑤，巨阳引精者三日，中年者五日，不精者七日⑥，咳出青黄涕，其状如脓，大如弹丸，从口中若鼻中出，不出则伤肺，伤肺则死也。

【注释】

①劳风：《太素》卷二十五热病说注："劳中得风为病，名曰劳中，亦曰劳风。"

②法在肺下：指劳风的受邪部位常在肺下。法，《尔雅》释诂："常也。"

③强上冥视：强上，指头项强直而俯仰不能自如。脉

355

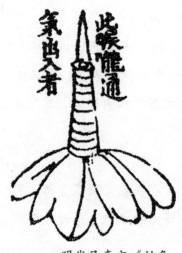

明代吴嘉言《针灸
原枢》脏腑图之喉咙图

解篇云："所谓强上引背者，阳气大上而争，故强上也。"王冰注："强上，谓颈项喋强也。"冥视，目视物不明。《素问识》："盖冥视，即目眩之谓。"

④唾出若涕：唾出痰液若鼻涕一样粘稠，此系因肺中津液被风热煎灼所致。

⑤以救俯仰：劳风，其上则头项强直，中则肺下有风热邪气，而使肺气壅滞，故俯仰皆不利，治疗时，应先治其不得俯仰之症，意指应利肺气，散风热邪气。

⑥巨阳引精三日，……不精者七日：引，《太素》卷二十五热病说认为即针引，指针刺而言。吴崐注："巨阳与少阴肾相表里，肾者精之府，精，阴体也，不能自行，必巨阳之气引之，乃能施泄，故曰巨阳引精，是为少壮人也，水足以济火，故三日可愈。中年者，精虽未竭，比之少壮则弱矣，故五日可愈。老年之人，天癸竭矣，故不精，不精者真阴衰败，水不足以济火，故治之七日始愈。"《类经》十五卷第三十注："风邪之病肺者，必由足太阳膀胱经，风门肺俞等穴，内入于脏。太阳者水之府，三阳

之表也，故当引精上行，则风从咳散。若巨阳气盛，引精速者，应在三日，中年精衰者，应在五日，衰年不精者，应在七日，当咳出青黄痰涕而愈。"此段文字，诸本不一，疑有误，姑引以上诸注，以作参考。

【语译】

黄帝问：劳风的症状是怎样的？

岐伯说：劳风病的病位通常在肺下，发病时人会感觉头项强滞，头昏目眩，视物不清，唾出黏痰如鼻涕状，怕风而且浑身战栗，这就是劳风病的症状。

黄帝问：如何治疗？

岐伯说：首先通畅胸中的气道，使呼吸顺畅。其次是借助服药引太阳经的阳气，以解郁闭之邪。经过适当的治疗，肾经旺盛的青年人，三天即可痊愈；精气稍减的中年人，五天即可痊愈；精气已竭的老年人，则需要七天才能痊愈。如果病人咯出青黄色黏痰，好像脓一样，或者凝结成块，像弹丸那么大，应该使之从口或鼻中排出，假如痰不排出，就会损伤肺脏，肺脏受到损伤，就会死亡。

【原文】

帝曰：有病肾风者，面胕痝然壅，害于言①，可刺不②？岐伯曰：虚不当刺，不当刺而刺，后五日其气必至③。帝曰：其至何如？岐伯曰：至必少气时热，时热从胸背上至头，汗出手热，口干苦渴，小便黄，目下肿，腹

357

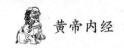

中鸣，身重难以行，月事不来，烦而不能食，不能正偃④，正偃则咳甚，病名曰风水，论在《刺法》⑤中。

【注释】

①面㿙瘫（māng）然壅，害于言：面目浮肿，妨害言语。王冰注："瘫然，肿起貌。壅，谓目下壅，如卧蚕形也。肾之脉，从肾上贯肝鬲，入肺中，循喉咙侠舌本，故妨害于言语。"㿙，浮肿。《山海经》西山经："浴之已疥，又可以已㿙。"郭璞注："治㿙肿也。"

②不：同否。

③虚不当刺，不当刺而刺，后五日其气必至：《类经》十五卷第三十一注："虚者本不当刺，若谓肿为实，以针泻之，则真气愈虚，邪必乘虚而至，后五日者，脏气一周而复至其所伤之脏，病气因而甚矣。"气，在此指病气。至，指病气来至。

④正偃（yǎn 演）：即仰卧。

⑤刺法：王冰注："篇名，今经亡。"《类经》十五卷第三十一注："即水热穴论也。"当以王注为是。

【语译】

黄帝说：有的肾风病病人，面部浮肿，说话时气息打结、易激动而往往发不出声音，这种病可以针刺吗？

岐伯说：这种病属于虚证，不能用针刺法。如果不该用针刺而误用针刺，就会损伤真气，使肾脏气虚，五天后，邪气会再来，使病情加重。

黄帝问：邪气到来时的情况是怎样的？

岐伯说：病邪到来时，病人一定会感到气短，时而发热，并常常感觉热从胸背蔓延到头顶，并出现出汗、手发热、口渴、小便色黄、眼睑浮肿、腹中鸣响、身体重滞难以行动的症状。而妇女则会出现月经闭止、心中烦闷、不能进食、不能仰卧、仰卧就咳嗽加剧的症状。这种病就叫风水，《刺法》中对此进行了详细论述。

【原文】

帝曰：愿闻其说。岐伯曰：邪之所凑①，其气必虚，阴虚者阳必凑之，故少气时热而汗出也②。小便黄者，少腹中有热也。不能正偃者，胃中不和也。正偃则咳甚，上迫肺也。诸有水气者，微肿先见于目下也。帝曰：何以言？岐伯曰：水者阴也，目下亦阴也③，腹者三阴之所居，故水在腹者，必使目下肿也。真气上逆，故口苦舌干④，卧不得正偃，正偃则咳出清水也。诸水病者，故不得卧，卧则惊，惊则咳甚也。腹中鸣者，病本于胃也。薄脾则烦不能食，食不下者，胃脘隔也。身重难以行者，胃脉在足也。月事不来者，胞脉闭也，胞脉者属心而络于胞中，今气上迫肺，心气不得下通，故月事不来也⑤。帝曰：善。

【注释】

①凑（còu 腠）：聚合。

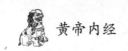

②阴虚者阳必凑之，故少气时热而汗出也：张志聪注："风邪伤肾，精气必虚，阴虚则阳往乘之，故时时发热。肾为生气之原，故少气也。阳加于阴则汗出。"

③目下亦阴也：《灵枢》大惑论云："肌肉之精为约束。"约束即眼胞，为肌肉之精，脾主肌肉，脾为阴，故目下亦阴也。张志聪注："太阴者至阴也，水邪上乘于腹，始伤胃而渐及于脾，故微肿先见于目下，脾主约束也。"

④真气上逆，故口苦舌干：张志聪注："真气者，脏真之心气也，心属水而恋水邪，水气上乘，则迫其心气上逆，是以口苦舌干。"

⑤月事不来者……故月事不来也：《类经》十五卷第三十一注："胞即子宫，相火之所在也，心主血脉，君火之所居也。阳气上下交通，故胞脉属心，而络于胞中以通月事。今气上迫肺，则阴邪遏绝阳道，心气不得下行，故胞脉闭而月事断矣。"

【语译】

黄帝说：希望您能讲讲其中的道理。

岐伯说：邪气能侵袭人体，是因体内的正气先虚弱。肾是阴脏，风为阳邪。肾脏亏虚，风阳就会趁机侵入，因而会呼吸气短、时时发热、出汗。小便颜色发黄的是因为腹中有热邪；不能平躺仰卧的是因为体内水气上乘至胃，导致胃中不和的缘故；仰卧就会使咳嗽严重的是因为水气上逆迫肺的缘故；患了水气病的，一定是目下部先微有浮肿。

黄帝说：这是为什么呢？

岐伯说：水属阴，目下部位也属阴，腹部也是至阴之处，因此腹中有水时，必定会使目下部位微微浮肿。水邪之气上泛于心，迫使心之气火上逆，所以会口苦咽干，不能仰卧，仰卧就会使水气上逆而咳吐清水。水气病病人，

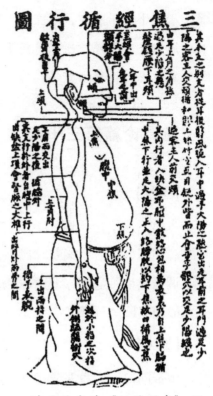

清代陈惠畴《经脉图考》经脉图中的三焦经

都因为水气上乘于胃而不能仰卧，仰卧使水气上迫于心，就会导致惊恐不安；而惊恐不安，就会加重咳嗽。腹中鸣响，是因为胃肠中有水气流动，胃是发病的根本。如果水气迫于脾，就会出现心中烦闷、不能进食的症状；而不能饮食，是由于胃脘被水饮隔阻所致。身体重滞而难于行动，是因为胃的经脉下行至足部，水气也随经下流。妇女月经不来，是由水气阻滞于内，胞脉阻闭不通所致。胞脉

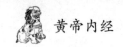

属于心而下络于胞中，现在水气上逆于肺，使心气不得下行，胞血失其资源，所以月经不来。

黄帝说：说得太好了。

逆调论篇第三十四

【题解】

本篇论述了由于阴阳、荣卫失于调和所形成的内热、里寒、肉烁、骨痹、肉苛等病证，从而阐明阴阳偏胜、荣卫不调导致病变之理。因本篇所论病证皆属"逆调"为病，故篇名曰"逆调论"。

【原文】

黄帝问曰：人身非常温也，非常热也①，为之热而烦满者，何也？岐伯对曰：阴气少而阳气胜，故热而烦满也。帝曰：人身非衣寒也，中非有寒气也，寒从中生者何也？岐伯曰：是人多痹气②也，阳气少，阴气多，故身寒如从水中出。

帝曰：人有四支热，逢风寒如炙如火者，何也？岐伯曰：是人者，阴气虚，阳气盛。四支者，阳也。两阳相得③，而阴气虚少，少水不能灭盛火，而阳独治。独治者，不能生长也，独胜而止耳。逢风而如炙如火者，是人当肉烁④也。

362

帝曰：人有身寒，汤火不能热，厚衣不能温，然不冻栗，是为何病？岐伯曰：是人者，素肾气胜，以水为事⑤，太阳气衰，肾脂枯不长，一水不能胜两火⑥。肾者水也，而生于骨，肾不生，则髓不能满，故寒甚至骨也。所以不能冻栗者，肝一阳也，心二阳也，肾孤脏也，一水不能胜二火，故不能冻栗，病名曰骨痹，是人当挛节也。

帝曰：人之肉苛⑦者，虽近衣絮，犹尚苛也，是谓何疾？岐伯曰：荣气虚，卫气实也⑧。荣气虚则不仁，卫气虚则不用，荣卫俱虚，则不仁且不用，肉如故也⑨，人身与志不相有，曰死。

帝曰：人有逆气，不得卧而息有音者，有不得卧而息无音者，有起居如故而息有音者，有得卧、行而喘者，有不得卧、不能行而喘者，有不得卧、卧而喘者，皆何脏使然？愿闻其故。岐伯曰：不得卧而息有音者，是阳明之逆也。足三阳者下行，今逆而上行，故息有音也。阳明者，胃脉也。胃者，六腑之海，其气亦下行。阳明逆，不得从其道，故不得卧也。《下经》曰：胃不和则卧不安，此之谓也。夫起居如故而息有音者，此肺之络脉逆也，络脉不得随经上下，故留经而不行。络脉之病人也微，故起居如故而息有音也。夫不得卧，卧则喘者，是水气之客也。夫水者，循津液而流也。肾者，水脏，主津液，主卧与喘⑩也。帝曰：善！

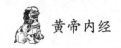

【注释】

①非常温也，非常热也：非常，异于正常。此谓内伤病的温热症状，不同于一般的外感温热病症。

②痹气：指因阳虚气少，气机闭滞，以致血液凝涩不能运行。

③两阳相得：四肢属阳，风邪亦属阳，四肢感受风邪，故云两阳相得。

④肉烁（shuò 硕）：指肌肉干枯消瘦。

⑤以水为事：有三种解释：一是指工作及生活环境经常接触水湿；二是指房事过度；三是指膀胱之水胜。今从第一说。

⑥一水不能胜两火：衍文。

⑦肉苛：指肌肉麻木不仁之证。

⑧荣气虚，卫气实也：根据上下文义，"卫气实"应改为"卫气虚"。

⑨肉如故：一般认为此处应是"肉如苛"。

⑩主卧与喘：水气为病，其本在肾，其标在肺，水寒射肺，标本俱病，故喘息不得卧。

【语译】

黄帝说：有的人不因穿衣温暖而有发热而烦闷的现象，这是为什么呢？

岐伯说：这是因为阴气不足、阳气过盛才发热烦闷的。

黄帝说：有的人穿得并不单薄，也没有受到寒邪侵犯，却常常感觉寒气从内部生出，这是为什么？

岐伯说：这是因为这些人多痹气，阳气虚而阴气胜，所以总是感觉身体寒凉，如同刚从冷水中出来一样。

黄帝说：有的人四肢发热，一旦遭受风寒，就感觉身体像被烈火炙烤似的，这是为什么？

岐伯说：这是因为体内阴气虚弱，阳气旺盛。四肢属阳，风邪也属阳，属阳的四肢遭受属阳的风邪的侵袭，是两阳叠加，这样阳气就会过盛，体内的阴气就会逐渐虚少，这就像用很少的水无法浇灭旺盛的火，因而导致体内阳气独亢。阳气独亢，阴气就无法生长，阳气独亢到一定程度还会使人体的生机停止。因此，这种四肢遇到风邪就感觉

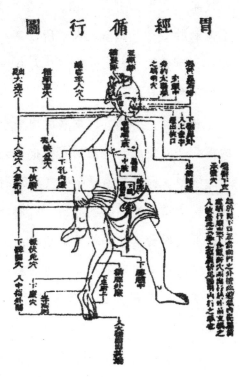

《刺灸心法要诀》中的胃经循行图

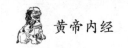

体热，如同被火炙烤一样的病人，肌肉会渐渐瘦削。

黄帝说：有的人身体寒凉，热水、火烤也不能使他热，多穿衣服也不能使他温暖，但是他却不怕冷，也不会因冷而颤抖，这是什么病？

岐伯说：这样的人平时就是肾水旺盛，又常常接触水湿，致使水寒之气旺盛，太阳之阳气衰弱，太阳之阳气衰弱，肾脂就会枯耗不长。肾属水脏，主管骨髓，肾脂不能生长，骨髓就得不到补益，因此寒冷会侵入骨髓。病人不会战栗，是因为肝是一阳，心是二阳，一个独阴的肾水，不能制胜心、肝二阳之火，所以寒冷时也不会战栗，此病就是"骨痹"。患此病后，病人会出现骨拘急挛缩、肢节屈伸不利的症状。

黄帝说：有的人因皮肤肌肉失于荣养而出现麻木沉重的病症，即使肌肉接触到衣棉也毫无感觉，这是什么病？

岐伯说：这是由于荣卫气血运行失常，荣气虚弱而卫气充实所造成的。荣气虚弱，肌肉就会麻木，不知痛痒寒热；卫气虚弱，肢体就无法抬举；荣气和卫气都虚弱，就会同时出现皮肉麻木和肢体运动障碍的现象，但肌肉不会萎缩变化。如果人的形体和意志不统一、不相得，人就会死。

黄帝说：人出现气逆而不顺的病症时，有的人不能安稳卧息，并且呼吸有声；有的人不能安稳卧息，呼吸没有声音；有的人起居正常，呼吸有声；有的人能安稳卧息，但一旦行动就会气喘；有的人不能安稳卧息，也不能行动并且气喘；有的人不能安稳卧息，躺下就会气喘。之所以会出现这些情况，是哪些脏腑发生了病变呢？我想知道其中的道理。

岐伯说：不能安稳卧息且呼吸有声的，是阳明经脉之气上逆所造成的。足三阳的经脉，从头到脚，都是向下运行的，如今因为足阳明经脉气向上逆行，所以会呼吸不通畅，并且有声响。阳明是胃脉，胃为六腑之海，胃气也以向下运行为顺，如果阳明经脉气逆，胃气就不能循着正常的通道下行，所以不能平躺。《下经》中记载的："胃不和则卧不安。"说的就是这个意思。

起居正常而呼吸有声响的，是因为肺的络脉不顺，络脉之气不能随着经脉之气上下，所以其气停留在经脉，而不能运行到络脉。但络脉发病是较轻的，所以虽然呼吸不通畅，有声响，但可以正常起居。

不能安稳卧息且躺下就气喘的，是因为受到了水气的侵犯。水气是沿着津液流行的路径而流动的。肾是水脏，主管津液，如果肾病不能主水，水气上逆迫肺，人就不能平躺且气喘。

黄帝说：讲得太好了。

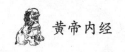
卷第十

疟论篇第三十五

【题解】

本篇讨论了疟疾的病因、病理、症状和治疗等，既系统又详明。由于是疟疾专论，所以篇名"疟论"。

【原文】

黄帝问曰：夫痎疟皆生于风，其蓄作①有时者何也？岐伯对曰：疟之始发也，先起于毫毛，伸欠②乃作，寒栗鼓颔③，腰脊俱痛；寒去则内外皆热，头痛如破，渴欲冷饮。

【注释】

①蓄作：不发之谓"蓄"，发作之谓"作"。

②伸欠：张介宾："伸者，伸其四体，邪动于经也。欠，呵欠也，阴阳争引而然。"

③寒栗鼓颔：因寒冷而全身发抖，下颔骨也随之鼓动。栗，战慄、发抖。颔，指下颔骨。

【语译】

黄帝问道：一般说来，疟疾都由于感受了风邪而引起，它的休作有一定时间，这是什么道理？岐伯回答说：疟疾开始发作的时候，先起于毫毛竖立，继而四体不舒，欲得引伸，呵欠连连，乃至寒冷发抖，下颌鼓动，腰脊疼痛；及至寒冷过去，便是全身内外发热，头痛有如破裂，口渴喜欢冷饮。

【原文】

帝曰：何气使然？愿闻其道。岐伯曰：阴阳上下交争①，虚实更作②，阴阳相移③也。阳交于阴，则阴实而阳虚，阳明虚则寒栗鼓颔也④；巨阳虚则腰背头项痛⑤；三阳俱虚，则阴气胜，阴气胜则骨寒而痛，寒生于内，故中外皆寒。阳盛则外热，阴虚则内热，外内皆热，则喘而渴，故欲冷饮也。此皆得之夏伤于暑，热气盛，藏于皮肤之内，肠胃之外，此荣气之所舍也。此令人汗空疏，腠理开，因得秋气，汗出遇风，及得之以浴，水气舍于皮肤之内，与卫气并居；卫气者，昼日行于阳，夜行于阴，此气得阳而外出，得阴而内薄，内外相薄，是以日作⑥。

【注释】

①阴阳上下交争：张介宾："阳气者，下行极而上；阴气者，上行极而下，邪气入之，则阴阳上下交争矣。"

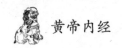

②虚实更作：因为阴阳交争，阴胜则阳虚，阳胜则阴虚，疟疾发作时，阴阳更替相胜，故有寒有热，虚实更作。

③阴阳相移：指阳并于阴，阴并于阳，虚实互相移易转化的意思。

④阳明虚则寒栗鼓颔也：阳明主肌肉，其经脉交于颔下，故虚则恶寒战栗而颔动。

⑤腰背头项痛：滑寿："此下当有'少阳虚'一节。"

⑥是以日作：张介宾："风寒自表而入，则与卫气并居，故必随卫气以为出入。卫气一日一周，是以新感之疟，亦一日一作。"

【语译】

黄帝道：这是什么原因引起的？请说明它的道理。岐伯说：这是由于阴阳上下相争，虚实交替而作，阴阳相互移易转化的关系。阳气并入于阴分，使阴气实而阳气虚，阳明经气虚，就寒冷发抖乃至两颔鼓动；太阳经气虚，便腰背头项疼痛；三阳经气都虚，则阴气更胜，阴气胜则骨节寒冷而疼痛，寒从内生，所以内外都觉寒冷。如阴气并入阳分，则阳气实而阴气虚。阳主外，阳盛就发生外热，阴主内，阴虚就发生内热，因此外内都发热，热甚的时候就气喘口渴，所以喜欢冷饮。这都是由于夏天伤于暑气，热气过盛，并留藏于皮肤之内，肠胃之外，亦即荣气居留的所在。由于暑热内伏，使人汗孔疏松，腠理开泄，一遇秋凉，汗出而感受风邪，或者由于洗澡时感受水气，风邪水气停留于皮肤之内，与卫气相合；而卫气白天行于阳分，夜里行于阴分，邪气也随之循行于阳分时则外出，循行于阴分时则内搏，阴阳内外相搏，所以每日发作。

【原文】

帝曰：其间日而作者何也？岐伯曰：其气之舍深，内薄于阴，阳气独发，阴邪内著，阴与阳争不得出，是以间日而作也。帝曰：善！

其作日晏与其日早者，何气使然？岐伯曰：邪气客于风府，循膂而下①，卫气一日一夜大会于风府，其明日日下一节，故其作也晏，此先客于脊背也。每至于风府，则腠理开，腠理开则邪气入，邪气入则病作，以此日作稍益晏也。其出于风府，日下一节，二十五日下至骶骨②；二十六日入于脊内，注于伏膂之脉③；其气上行，九日出于缺盆④之中。其气日高，故作日益早也。其间日发者⑤，由邪气内薄于五藏，横连募原⑥也，其道远，其气深，其行迟，不能与卫气俱行，不得皆出，故间日乃作也。

【注释】

①循膂（lǚ 吕）而下：指病邪沿着脊骨而向下。膂，脊椎骨。

②骶（dǐ 底）骨：指尾骶骨。

371

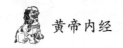

③伏膂之脉：即冲脉。《甲乙经》作"太冲之脉"。《黄帝内经太素》卷二十五疟解作"伏冲之脉"。丹波元简："太冲、伏冲、伏膂，皆一脉耳。"

④缺盆：丹波元简："缺盆非阳明胃经之缺盆。《灵枢·本输》云：缺盆之中，任脉也，名曰天突。乃指任脉天突穴而言耳。"

⑤其间日发者：由此至"故间日乃作也"，此四十四字，高世栻移前，为"帝曰：其间日而作者何也"之答语，置于"其气之舍深"之上，谓此段旧本在"故作日益早"之下，今改正于此。丹波元简亦谓："此一节乃前节答语，其为错简明矣。"此说可参。

⑥募原：又名膜原。考历代医家释募原大致有二：一指胸腹肉理之间的空隙处；一指脏腑之外，与胃相近之脂膜，乃半表半里部位。

【语译】

黄帝道：疟疾有隔日发作的，为什么？岐伯说：因为邪气舍留之处较深，向内迫近于阴分，致使阳气独行于外，而阴分之邪留着于里，阴邪与阳气相争而不能即出，所以隔一天才发作一次。

黄帝道：讲得好！疟疾发作的时间，有逐日推迟，或逐日提前的，是什么缘故？岐伯说：邪气从风府穴侵入之后，循脊骨逐日逐节下移，卫气是一昼夜会于风府，而邪气却每日向下移行一节，所以其发作时间也就一天迟一天，这是由于邪气先侵袭于脊骨的关系。每当卫气会于风府时，则腠理开发，腠理开发则邪气侵入，邪气侵入与卫气交争，病就发作，因邪气日下一节，所以发病时间就日益推迟了。这种邪气侵袭风府，逐日下移一节而发病的，约经二十五日，邪气下行至骶骨；二十六日，又入于脊内，而流注于伏冲脉；再沿冲脉上行，至九日上至于缺盆之中。因为邪气日见上升，所以发病的时间也就一天早一天。至于隔一天发病一次的，是因为邪气内迫于五脏，横连于膜原，它所行走的道路较远，邪气深藏，循行迟缓，不能和卫气并行，邪气与卫气不得同时皆出，所以隔一天才能发作一次。

【原文】

帝曰：夫子言卫气每至于风府，腠理乃发，发则邪气入，入则病作。今卫气日下一节，其气之发也，不当风府，其日作者奈何？岐伯曰：此邪气客于头项①，循膂而下者也，故虚实不同，邪中异所，则不得当其风府也。故邪中于头项者，气②至头项而病；中于背者，气至背而病；中于腰脊者，气至腰脊而病；中于手足者，气至手足而病；卫气之所在，与邪气相合，则病作。故风无常府③，卫气之所发④，必开其腠理，邪气之所合，则其府也⑤。帝曰：善！

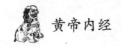

【注释】

①此邪气客于头项：新校正："按全元起本及《甲乙经》、《太素》自'此邪气客于头项'至下'则病作故'八十八字并无。"丹波元简："以下八十八字，《外台》有，此疑古注文。"

②气：指卫气。

③风无常府：马莳："风之所感无常所，则无常府。府者，凡物之所聚，皆可以言府也，非风府之病也。"

④卫气之所发：《灵枢》、《巢氏病源》"发"作"应"。丹波元简："按下文云：卫气应乃作。发，当作'应'。"

⑤则其府也：府，指风邪侵袭集聚之处。新校正云："按《甲乙经》、巢元方，'则其府也'作'则其病作'。"可参。

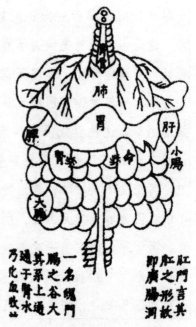

明代汪机

《医学原理》中的伏人脏图

【语译】

黄帝道：您说卫气每至于风府时，腠理开发，邪气乘机袭入，邪气入则病发作。现在又说卫气与邪气相遇的部位每日下行一节，那么发病时，邪气就并不恰在于风府，而能每日发作一次，是何道理？岐伯说：以上是指邪气侵入于头项，循着脊骨而下者说的，但人体各部分的虚实不同，而邪气侵犯的部位也不一样，所以邪气所侵，不一定都在风府穴处。例如：邪中于头项的，卫气行至头项而病发；邪中于背部的，卫气行至背部而病发；邪中于腰脊的，卫气行至腰脊而病发；邪中于手足的，卫气行至手足而病发；凡卫气所行之处，和邪气相合，那病就发作。所以说风邪侵袭人体没有一定的部位，只要卫气与之相应，腠理开发，邪气得以凑合，这就是邪气袭入的地方，也就是发病的所在。黄帝道：讲得好！

【原文】

夫风之与疟也，相似同类，而风独常在，疟得有时而休者，何也？岐伯曰：风气留其处，故常在；疟气随经络沉①以内薄，故卫气应乃作。

帝曰：疟先寒而后热者，何也？岐伯曰：夏伤于大暑，其汗大出，腠理开发，因遇夏气凄沧②之水寒，藏于腠理皮肤之中，秋伤于风，则病成矣。夫寒者，阴气也；风者，阳气也。先伤于寒而后伤于风，故先寒而后热也，病以时作，名曰寒疟。

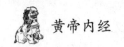

帝曰：先热而后寒者，何也？岐伯曰：此先伤于风，而后伤于寒，故先热而后寒也，亦以时作，名曰温疟。

其但热而不寒者，阴气先绝，阳气独发；则少气烦冤③，手足热而欲呕，名曰瘅④疟。

【注释】

①沉：深也。

②凄沧：寒凉之意。王冰："凄沧，薄寒也。"

③冤：郁闷。《黄帝内经太素》卷二十五三疟作"悗"。义同。

④瘅（dān 单）：王冰："瘅，热也，极热为之也。"

【语译】

风病和疟疾相似而同属一类，为什么风病的症状持续常在，而疟疾却发作有休止呢？岐伯说：风邪为病是稽留于所中之处，所以症状持续常在；疟邪则是随着经络循行，深入体内，必需与卫气相遇，病才发作。

黄帝道：疟疾发作有先寒而后热的，为什么？岐伯说：夏天感受了严重的暑气，因而汗大出，腠理开泄，再遇着寒凉水湿之气，便留藏在腠理皮肤之中，到秋天又伤了风邪，就成为疟疾了。所以水寒，是一种阴气，风邪是一种阳气。先伤于水寒之气，后伤于风邪，所以先寒而后热，病的发作有一定的时间，这名叫寒疟。

黄帝道：有一种先热而后寒的，为什么？岐伯说：这是先伤于风邪，后伤于水寒之气，所以先热而后寒，发作也有一定的时间，这名叫温疟。

还有一种只发热而不恶寒的，这是由于病人的阴气先亏损于内，因此阳气独旺于外，病发作时，出现少气烦闷，手足发热，要想呕吐，这名叫瘅疟。

【原文】

帝曰：夫经言①有余者写之，不足者补之。今热为有余，寒为不足。夫疟者之寒，汤火不能温也，及其热，冰水不能寒也。此皆有余不足之类。当此之时，良工不能止，必须其自衰乃刺之，其故何也？愿闻其说。岐伯曰：经言无刺熇熇②之热，无刺浑浑②之脉，无刺漉漉③之汗，故为其病逆，未可治也。夫疟之始发也，阳气并于阴，当是之时，阳虚而阴盛，外无气④，故先寒栗也；阴气逆极，则复出之阳，阳与阴复并于外，则阴虚而阳实，故先热而渴。夫疟气者，并于阳则阳胜，并于阴则阴胜；阴胜则寒，阳胜则热。疟者，风寒之气不常也，病极则复⑤。至病之发也，如火之热，如风雨不可当也。故经言曰：方其盛时必毁⑥，因其衰也，事必大昌⑦。此之谓也。夫疟之未发也，阴未并阳，阳未并阴，因而调之，真气得安，邪气乃亡。故工不能治其已发，为其气逆也。帝曰：善！

【注释】

①经言：张介宾："引《灵枢·逆顺篇》也。"丹波

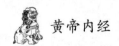

元简："出《灵枢·逆顺第五十五篇》，下同。"

②浑浑：形容脉象纷乱。张介宾："阴阳虚实未定也。"

③漉漉（lù 鹿）：形容汗出不止。

④外无气：吴崐："外无气，谓卫气并入于阴而表虚也。"

⑤病极则复：说明正邪交争，阴阳胜复的规律。疟疾的发作是阴阳之气俱逆极，但极则病衰，经过一个休止时期再复发。下文云："极则阴阳俱衰，卫气相离，故病得休；卫气集，则复病也。"就是病极则复的意思。

⑥方其盛时必毁：盛，指邪气盛。毁，指正气受伤。这是说当邪气盛时不可攻邪，攻之则正气受伤，因为疟邪是与正气相并而居的。

⑦大昌：含有胜利成功的意思，此旨邪去康复。

【语译】

黄帝道：医经上说有余的应当泻，不足的应当补。今发热是有余，发冷是不足。而疟疾的寒冷，虽然用热水或向火，亦不能使之温暖，及至发热，即使用冰水，也不能使之凉爽。这些寒热都是有余不足之类。但当其发冷、发热的时候，良医也无法制止，必须待其病势自行衰退之后，才可以施用刺法治疗，这是什么缘故？请你告诉我。

岐伯说：医经上说过，有高热时不能刺，脉搏纷乱时不能刺，汗出不止时不能刺，因为这正当邪盛气逆的时候，所以未可立即治疗。疟疾刚开始发作，阳气并于阴分，此时是阳虚而阴盛，外表阳气虚，所以先寒冷发抖；至阴气逆乱已极，势必复出于阳分，于是阴气与阴气相并于外，此时阴分虚而阳分实，所以先热而口渴。因为疟疾并于阳分，则阳气胜，并于阴分，则阴气胜；阴气胜则发寒，阳气胜则发热。由于疟疾感受的风寒之气变化无常，所以其发作至阴阳之气俱逆极时，则寒热休止，停一段时间，又重复发作。当其病发作的时候，象火一样的猛烈，如狂风暴雨一样迅不可当。所以医经上说：当邪气盛极的时候，不可攻邪，攻之则正气也必然受伤，应该乘邪气衰退的时候而攻之，必然获得成功，便是这个意思。因此治疗疟疾，应在未发的时候，阴气尚未并于阳分，阳气尚未并于阴分，便进行适当的治疗，则正气不致于受伤，而邪气可以消灭。所以医生不能在疟疾发作的时候进行治疗，就是因为此时正当正气和邪气交争逆乱的缘故。黄帝道：讲得好！

【原文】

攻之奈何？早晏何如？岐伯曰：疟之且①发也，阴阳之且②移也，必从四末始也③。阳已伤，阴从之，故先其时坚束其处④，令邪气不得入，阴气不得出；审候见之，在孙络盛坚而血者，皆取之，此真往而未得并者也。

【注释】

①且：将要，将近。

②必从四末始也：张介宾："阴阳且移，必从四末始者，以十二经井原之气，皆本于四支也。故凡疟之将发，则四支先有寒意，此即其候。"

③坚束其处：因疟之将发，必从四末开始，故于发作之前，用细绳紧捆手足十指，使邪气不得入，阴气不得出。这可能是古代的治疟方法。《千金方》："先其时一食顷，用细左索紧束其手足十指。令邪气不得入，阴气不得出，过时乃解。"

【语译】

疟疾究竟怎样治疗？时间的早晚应如何掌握？岐伯说：疟疾将发，正是阴阳将要相移之时，它必从四肢开始。若阳气已被邪伤，则阴分也必将受到邪气的影响，所以只有在未发病之先，以索牢缚其四肢末端，使邪气不得入，阴气不得出，两者不能相移；牢缚以后，审察络脉

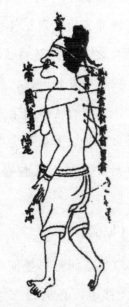

明代何束《针灸捷径》针灸方图中的吐血衄血取穴图

的情况，见其孙络充实而郁血的部分，都要刺出其血，这是当真气尚未与邪气相并之前的一种"迎而夺之"的治法。

【原文】

帝曰：疟不发，其应何如？岐伯曰：疟气者，必更盛更虚，当气之所在也，病在阳，则热而脉躁；在阴，则寒而脉静；极则阴阳俱衰，卫气相离，故病得休；卫气集，则复病也。

【语译】

黄帝道：疟疾在不发作的时候，它的情况应该怎样？岐伯说：疟气留舍于人体，必然使阴阳虚实，更替而作，当邪气所在的地方是阳分，则发热而脉搏躁急；病在阴分，则发冷而脉搏较静；病到极期，则阴阳二气都已衰惫，卫气和邪气互相分离，病就暂时休止；若卫气和邪气再相遇合，则病又发作了。

【原文】

帝曰：时有间二日或至数日发，或渴或不渴，其故何也？岐伯曰：其间日者，邪气与卫气客于六府①，而有时相失，不能相得，故休数日乃作也。疟者，阴阳更胜也，或甚或不甚，故或渴或不渴。

【注释】

①客于六府：丹波元简："考上文并无'客于六府'

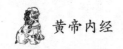

之说，疑是‘风府’之讹。”可从。

【语译】

黄帝道：有些疟疾隔二日，或甚至隔数日发作一次，发作时有的口渴，有的不渴，是什么缘故？岐伯说：其所以隔几天再发作，是因为邪气与卫气相会于风府的时间不一致，有时不能相遇，不得皆出，所以停几天才发作。疟疾发病，是由于阴阳更替相胜，阳胜于阴则热甚，阴胜于阳则寒甚，所以有的口渴，有的不渴。

【原文】

帝曰：论言夏伤于暑，秋必病疟，今疟不必应者，何也？岐伯曰：此应四时者也。其病异形者，反四时也。其以秋病者寒甚，以冬病者寒不甚，以春病者恶风，以夏病者多汗。

【语译】

黄帝道：医经上说夏伤于暑，秋必病疟，而有些疟病，并不是这样，是什么道理？岐伯说：夏伤于暑，秋必病疟，这是指和四时发病规律相应的而言。亦有些疟疾形症不同，与四时发病规律相反的。如发于秋天的，寒冷较重；发于冬天的，寒冷较轻；发于春天的，多恶风；发于夏天的，汗出得很多。

【原文】

帝曰：夫病温疟与寒疟，而皆安舍？舍于何藏？岐伯曰：温疟者，得之冬中于风寒，气藏于骨髓之中，至春则阳气大发①，邪气不能自出，因遇大暑，脑髓烁②，肌肉消，腠理发泄，或有所用力，邪气与汗皆出。此病藏于肾，其气先从内出之于外也。如是者，阴虚而阳盛，阳盛则热矣，衰则气复反入，入则阳虚，阳虚则寒矣，故先热而后寒，名曰温疟。帝曰：瘅疟何如？岐伯曰：瘅疟者，肺素有热，气盛③于身，厥逆上冲，中气实而不外泄，因有所用力，腠理开，风寒舍于皮肤之内、分肉之间而发，发则阳气盛，阳气盛而不衰，则病矣。其气不及于阴，故但热而不寒，气内藏于心，而外舍于分肉之间，令人消烁脱肉，故命曰瘅疟。帝曰：善！

【注释】

①阳气大发：春天气候渐暖，一切生物都有生发的气象，人体机能也随着时令的生气而活跃，这种情况，称之为"阳气大发"。

②脑髓烁：指暑热上熏，使人头脑昏沉，精神疲倦。烁，消熔。

③气盛：肺热则肺气实，所以说气盛。下面所说的中气实，正是由于气盛上冲所致。

【语译】

黄帝道：有病温疟和寒疟，邪气如何侵入？逗留在哪一脏？岐伯说：温疟是由于冬天感受风寒，邪气留藏在骨

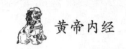

髓之中，虽到春天阳气生发活跃的时候，邪气仍不能自行外出，及至夏天，因暑热炽盛，使人精神倦怠，脑髓消烁，肌肉消瘦，腠理发泄，皮肤空疏，或由于劳力过甚，邪气才乘虚与汗一齐外出。这种病邪原是伏藏于肾，故其发作时，是邪气从内而出于外。这样的病，阴气先虚，而阳气偏盛，阳盛就发热，热极而衰，则邪气又回入于阴，邪入于阴则阳气又虚，阳气虚便出现寒冷，所以这种病是先热而后寒，名叫温疟。黄帝道：瘅疟的情况怎样？岐伯说：瘅疟是由于肺脏素来有热，肺气壅盛，气逆而上冲，以致胸中气实，不能发泄，适因劳力之后，腠理开泄，风寒之邪便乘机侵袭于皮肤之内、肌肉之间而发病，发病则阳气偏盛，阳气盛而不见衰减，于是病就但热不寒了。为什么不寒？因邪气不入于阴分，所以但热而不恶寒，这种病邪内伏于心脏，而外出则留连于肌肉之间，能使人肌肉瘦削，所以名叫瘅疟。黄帝道：讲得好！

刺疟篇第三十六

【题解】

此篇是承接上篇而讨论刺疟之法，并按照经络脏腑系统详细地记载了六经、脏腑疟疾的症状和治疗方法。因本篇的重点是讨论针刺治疟，所以篇名"刺疟"。

【原文】

足太阳之疟，令人腰痛头重，寒从背起，先寒后热，熇熇暍暍①然，热止汗出，难已，刺郄中②出血。足少阳之疟，令人身体解㑊，寒不甚，热不甚，恶见人，见人心惕惕然③，热多，汗出甚，刺足少阳。足阳明之疟，令人先寒，洒淅洒淅④，寒甚久乃热，热去汗出，喜见日月光火气⑤，乃快然，刺足阳明跗上⑥。足太阳之疟，令人不乐，好大息⑦，不嗜食，多寒热汗出，病至则善呕，呕已乃衰，即取之⑧。足少阴之疟，令人呕吐甚，多寒热，热多寒少，欲闭户牖而处，其病难已⑨。足厥阴之疟，令人腰痛，少腹满，小便不利，如癃状，非癃也，数便，意恐惧，气不足，腹中悒悒⑩，刺足厥阴。

【注释】

①熇熇（hè 贺）暍暍（yè 噎）：皆热势炽盛貌。

②郄（xì 戏）中：委中穴别名，在膝弯中央横纹中。

③惕惕然：恐惧的样子。

④洒（xiǎn 显）淅（xī 希）：恶寒的感觉。

⑤喜见日月光火气：阳明本多气多血，热邪甚应恶火热，而今反喜见火气，是因为阳明感受阴邪，胃气虚弱，故喜暖。

⑥跗上：指足背上，正当冲阳穴。

⑦大息：即太息，指深长的呼吸。

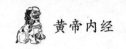

⑧即取之：丹波元简："《甲乙》此下有"足太阴'三字，依上文例，当有此三字。"

⑨其病难已：丹波元简："《甲乙》此下有'取太溪'三字，依上文例，当有此三字。"

⑩悒悒（yì 意）：不舒畅貌。

【语译】

足太阳经的疟疾，使人腰痛头重，寒冷从脊背而起，先寒后热，热势很盛，热止汗出，这种疟疾，不易痊愈，治疗方法，刺委中穴出血。足少阳经的疟疾，使人身倦无力，恶寒发热都不甚厉害，怕见人，看见人就感到恐惧，发热的时间比较长，汗出亦很多，治疗方法，刺足少阳经。足阳明经的疟疾，使人先觉怕冷，逐渐恶寒加剧，很久才发热，退热时便汗出，这种病人，喜欢亮光，喜欢向火取暖，见到亮光以及火气，就感到爽快，治疗方法，刺足阳明经足背上的冲阳穴。足太阴经的疟疾，使人闷闷不乐，时常要叹息，不想吃东西，寒热多发，汗出亦多，病发作时容易呕吐，吐后病势减轻，治疗方法，取足太阴经的孔穴。足少阴经的疟疾，使人发生剧烈呕吐，寒热多发，热多寒少，常常喜欢紧闭门窗而居，这种病不易痊愈。足厥阴经的疟疾，使人腰痛，少腹胀满，小便不利，似乎癃病，而实非癃病，只是小便频数不爽，病人心中恐惧，气分不足，腹中郁滞不畅，治疗方法，刺足厥阴经。

【原文】

肺疟者，令人心寒①，寒甚热，热间善惊，如有所见者，刺手太阴、阳明。心疟者，令人烦心甚，欲得清水，反寒多，不甚热②，刺手少阴。肝疟者，令人色苍苍然，太息③，其状若死者，刺足厥阴见血。脾疟者，令人寒，腹中痛，热则肠中鸣，鸣已汗出④，刺足太阴。肾疟者，令人洒洒然⑤，腰脊痛宛转⑥，大便难，目眴眴然⑦，手足寒，刺足太阳、少阴。胃疟者，令人且病⑧也，善饥而不能食，食而支满⑨腹大，刺足阳明、太阴横脉⑩出血。

【注释】

①心寒：张介宾："肺者，心之盖也。以寒邪而乘所不胜，故肺疟者令人心寒。"

②反寒多，不甚热：因热郁不越，阴气格外，故反而寒多不甚热。马蒔："惟其热甚则反寒多，盖热极生寒也。"

③苍苍然，太息："苍苍，深青貌。丹波元简："《甲乙》无'太息'二字，据下文"如死者'三字，必剩文。"

④鸣已汗出：张介宾："寒已而热，则脾气行，故肠中鸣，鸣已则阳气外达，故汗出而解也。"

⑤洒洒然：形容寒冷。

⑥宛转：犹展转，转侧。

⑦眴眴（xuàn 漩）然：目眩状。张介宾："眴眴然，眩动貌。目视不明，水之亏也。"

⑧且病：新校正云，"太素且病作瘟病。"可参。

⑨支满：胀满而有支撑感。

⑩横脉：当为足内踝前横行的足太阴经脉。张介宾："盖即商丘也。"

【语译】

肺疟，使人心里感到发冷，冷极则发热，热时容易发惊，好象见到了可怕的事物，治疗方法，刺手太阴、手阳明两经。心疟，使人心中烦热得很厉害，想喝冷水，但身上反觉寒多而不太热，治疗方法，刺手少阴经。肝疟，使人面色苍青，时欲太息，厉害的时候，形状如死，治疗方法，刺足厥阴经出血。脾疟，使人发冷，腹中痛，待到发热时，则脾气行而肠中鸣响，肠鸣后阳气外达而汗出，治疗方法，刺足太阴经。肾疟，使人洒淅寒冷，腰脊疼痛，难以转侧，大便困难，目视眩动不明，手足

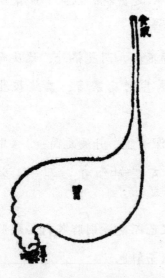

明代高武《针灸聚英》
脏腑图之胃图

冷，治疗方法，刺足太阳、足少阴两经。胃疟，发病时使人易觉饥饿，但又不能进食，进食就感到脘腹胀满膨大，治疗方法，取足阳明、足太阴两经横行的络脉，刺出其血。

【原文】

疟发身方热，刺跗上动脉，开其空，出其血，立寒；疟方欲寒，刺手阳明太明、足阳明太阴。疟脉满大急，刺背俞，用中针傍伍胠俞①各一，适肥瘦，出其血也。疟脉小实急，灸胫少阴、刺指井②。疟脉满大急③，刺背俞，用五胠俞、背俞各一，适行至于血也。疟脉缓大虚，便宜用药，不宜用针。凡治疟，先发如食顷④，乃可以治，过之则失时也。诸疟而脉不见，刺十指间出血，血去必已；先视身之赤如小豆⑤者，尽取⑥之。十二疟⑦者，其发各不同时，察其病形，以知其何脉之病也。先其发时如食顷而刺之，一刺则衰，二刺则知，三刺则已；不已，刺舌下两脉出血；不已，刺郄中盛经⑧出血，又刺项已下侠脊者，必已。舌下两脉者，廉泉也。

【注释】

①伍胠俞：脊背上五脏俞穴的两旁，靠近胠处的五个俞穴：魄户、神堂、魂门、意舍、志室，称为"五胠俞"。

②井：指井穴，即四肢最远端之孔穴。

③疟脉满大急：新校正认为此下二十二字与前重复，

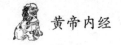

当删。

④如食顷：约一顿饭的时间。

⑤赤如小豆：疟热内盛，迫及营血，故皮肤上出血点如赤小豆一样。

⑥取：是"刺"的意义。

⑦十二疟：指上文六经疟、五脏疟和胃疟。

⑧盛经：血盛的经络。张志聪："郄中盛经者，谓血气盛于此也。"

【语译】

治疗疟疾，在刚要发热的时候，刺足背上的动脉，开其孔穴，刺出其血，可立即热退身凉；如疟疾刚要发冷的时候，可刺手阳明、太阴和足阳明、太阴的俞穴。如疟疾病人的脉搏满大而急，刺背部的俞穴，用中等针按五胠俞各取一穴，并根据病人形体的胖瘦，确定针刺出血的多少。如疟疾病人的脉搏小实而急的，灸足胫部的少阴经穴，并刺足趾端的井穴。如疟疾病人的脉搏满大而急，刺背部俞穴，取五胠俞、背俞各一穴，并根据病人体质，刺之出血。如疟疾病人的脉搏缓大而虚的，就应该用药治疗，不宜用针刺。大凡治疗疟疾，应在病没有发作之前约一顿饭的时候，予以治疗，过了这个时间，就会失去时机。凡疟疾病人脉沉伏不见的，急刺十指间出血，血出病必愈；若先见皮肤上发出象赤小豆色的红点，应都用针刺去。上述十二种疟疾，其发作各有不同的时间，应观察病人的症状，从而了解病属于那一经脉。如在没有发作以前约一顿饭的时候就给以针刺，刺一次病势衰减，刺二次病就显著好转，刺三次病即痊愈；如不愈，可刺舌下两脉出血；如再不愈，可取委中血盛的经络，刺出其血，并刺项部以下挟脊两旁的经穴，这样，病一定会痊愈。上面所说的舌下两脉，就是指的廉泉穴。

【原文】

刺疟者，必先问其病之所先发者，先刺之。先头痛及重者，先刺头上及两额、两眉间出血。先项背痛者，先刺之。先腰脊痛者，先刺郄中出血。先手臂痛者，先刺手少阴、阳明十指间。先足胫疫痛者，先刺足阳明十指间出血。风疟，疟发则汗出恶风，刺三阳经背俞之血者。胻疫痛甚，按之不可，名曰惛髓病①，以鑱针②针绝骨出血，立已。身体小痛，刺至阴。诸阴之井，无出血，间日一刺。疟不渴，间日而作，刺足太阳；渴而间日作，刺足少阳；温疟汗不出，为五十九刺。

【注释】

①惛：通"附"。因邪深伏于骨髓，故谓惛髓病。

②鑱（chán 馋）针：古时九针之一，其状头大而锐。

【语译】

凡刺疟疾，必先问明病人发作时最先感觉症状的部

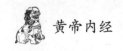
位，给以先刺。如先发头痛头重的，就先刺头上及两额、两眉间出血。先发颈项脊背痛的，就先刺颈项和背部。先发腰脊痛的，就先刺委中出血。先发手臂痛的，就先刺手少阴、手阳明的十指间的孔穴。先发足胫痠痛的，就先刺足阳明十趾间出血。风疟，发作时是汗出怕风，可刺三阳经背部的俞穴出血。小腿痠痛剧烈而拒按的，名叫附髓病，可用鑱针刺绝骨穴出血，其痛可以立止。如身体稍感疼痛，刺至阴穴。但应注意，凡刺诸阴经的井穴，皆不可出血，并应隔日刺一次。疟疾口不渴而间日发作的，刺足太阳经；如口渴而间日发作的，刺足少阳经；温疟而汗不出的，用"五十九刺"的方法。

气厥论篇第三十七

【题解】

本篇论述了脏腑之气逆而不顺，因而寒热相移，演为种种疾病，所以篇名"气厥论"。

【原文】

黄帝问曰：五脏六腑，寒热相移者可？岐伯曰：肾移寒于脾，痈肿少气①。脾移寒于肝，痈肿筋挛。肝移寒于心，狂②隔中③。心移寒于肺，肺消④，肺消者饮一溲二，死不治。肺移寒于肾，为涌水⑤，涌水者，按腹不坚，水气客于大肠，疾行则鸣濯濯⑥如囊裹浆，水之病也。

【注释】

①痝肿水气：《类经》十五卷第四十六注："痝者，壅也。肾以寒水之气反传所胜，侵侮脾土，故壅为浮肿。……少气者，寒盛则阳虚于下，阳虚则无以化气也。"

②狂：王冰注："心为阳脏，神处其中，寒迫之则神乱离，故狂也。"

③隔中：王冰注："阳气与寒相迫，故隔塞而不通也。"隔中又为病名，《灵枢》邪气脏腑病形篇云："脾脉……微急为隔中，食饮入而还出，后沃沫。"此指前者。

④肺消：病名。《太素》卷二十六寒热相移注："心将寒气与肺，肺得寒发热，肺焦为渴，名曰肺消。"

⑤涌水：病名。《类经》十五卷第四十六注："涌水者，水自下而上，如泉之涌也。水者阴气也，其本在肾，其末在肺，肺移寒于肾，则阳气不化于下，阳气不化，则水泛为邪，而客于大肠，以大肠为肺之合也。"

⑥濯濯（zhuózhuó 浊浊）：水激荡之声。此指肠鸣。王冰注："肠鸣则濯濯有声。"

【语译】

黄帝问道：五脏六腑寒热相移的情况是怎样的呢？岐伯说：肾的寒邪移传于脾，则气血壅滞而为肿，元气亏损而少气。脾的寒邪移传于肝，则气血凝滞而为肿，筋脉受

393

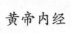
寒而拘挛。肝的寒邪移传于心，则损伤心阳而神乱无主发为狂，阳被寒抑隔塞不通而为隔中。心的寒邪移传于肺，则发热而渴为肺消，肺消病是饮水一分而小便两分，属不可治的死症。肺的寒邪移传于肾，则阳虚水泛为涌水，涌水病，其腹部按之不甚坚硬，是水气留居于大肠，故快走时肠中濯濯鸣响，好象用袋子盛着水浆，这是水气所形成的疾病。

【原文】

脾移热于肝，则为惊衄。肝移热于心，则死。心移热于肺，传为鬲消①。肺移热于肾，传为柔痓②。肾移热于脾，传为虚，肠澼死，不可治。胞移热于膀胱③，则癃溺血。膀胱移热于小肠，鬲肠不便，上为口糜。小肠移热于大肠，为虑瘕，为沉④。大肠移热于胃，善食而瘦人，谓之食亦⑤。胃移热于胆，亦曰食亦。

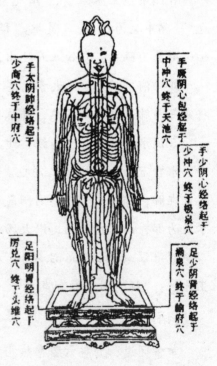

明正统年间的石刻铜人图中的正人图摹本，描绘了人体的经络

胆移热于脑，则辛頞⑥鼻渊，鼻渊者，浊涕下不止也，传为衄蔑⑦瞑目。故得之气厥⑧也。

【注释】

①鬲消：病名。《类经》十五卷第四十六注："肺属金，其化本燥，心复以热移之，则燥愈甚而传为鬲消。鬲消者，鬲上焦烦，饮水多而善消也。"

②柔痓（chì 翅）：属痓病的一种，主要症状是头项强急，角弓反张，四肢抽搐，发热汗出等。《素问经注节解》注："痓者，筋脉抽掣，木之病也，木养于水，今肾受肺热，水枯不能养筋，故令抽搦不已，但比刚痓稍缓，故曰柔也。"

③胞移热于膀胱：《太素》卷二十六移热移寒注："胞，女子胞也。女子胞中有热，传于膀胱尿胞。"王冰注："膀胱为津液之府，胞为受纳之司，故热入膀胱，胞中外热，阴络内溢，故不得小便而溺血也。"马莳注："王安道曰：膀胱固为津液之府，又有胞居膀胱之中。《灵枢》五味篇曰：膀胱之胞薄以懦。《类纂》曰：膀胱者胞之室。今胞中热极，乃移热于膀胱。"据以上诸说，胞有女子之胞，有膀胱之胞，本处文义，当指膀胱之胞。

④为虙瘕（fújiǎ 服假），为沉：古韵虙通伏，瘕为腹中积块，积块沉伏在内，故称虙瘕。《类经》十五卷第四十六注："小肠之热下行，则移于大肠，热结不散，则或

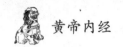

气或血，留聚于曲折之处，是为瘕。"沉，指沉痔而言。张志聪注："沉，痔也。小肠主火，大肠主金，火热淫金，则为肠痔。"一指闭塞不通，大便秘结。阴阳类论云："九窍皆沉。"王冰注："九窍沉滞而不通利。"姑从张注。

⑤食亦：病名。其症消谷善食，而身体消瘦无力。张志聪注："胃主受纳水谷，大肠为传导之官，大肠热邪反逆乘于胃，是以胃热则消谷善食，阳明燥热，则荣卫津液不生，故虽能食而瘦，亦懈㑊也。"

⑥辛頞（è饿）：鼻梁处有辛辣的感觉。吴崐注："脑通于頞，頞通于鼻，惟脑受其热，故令頞中辛辣。"頞，鼻梁凹陷处。

⑦衄蔑（miè灭）：皆指鼻中出血。蔑，《篇海》："鼻出血也。"

⑧故得之气厥：此总结全篇之义，盖诸症皆由气逆所致。气厥，气上逆厥。

【语译】

脾的热邪移传于肝，则风热交炽而为惊骇、鼻衄。肝的热邪移传于心，风火相煽则阳极神绝而死。心的热邪移传于肺，则火灼肺金津液耗伤而为鬲消。肺的热邪移传于肾，则水枯不能养筋而为柔痓。肾的热邪移传于脾，则脾肾阴亏而为虚损：若湿热相搏则为肠澼下利脓血，日久不愈，脾肾俱败，成为不可治的死症。胞的热邪移传于膀胱，水被火灼，则为小便不利或尿血。膀胱的热邪移传于小肠，热邪闭塞肠道则大便不通；其热上蒸则为口疮糜烂。小肠的热邪移传于大肠，气血留滞不行则为虑瘕，或为沉痔。大肠的热邪移传于胃，胃热则消谷，虽能食而肌肉消瘦，病名叫食亦。胃的热邪移传于胆，胆热薰蒸也叫食亦病。胆的热邪移传于脑，则鼻梁内感觉辛辣发为鼻渊，鼻渊的症状是鼻流浊涕而不止，如果日久不愈，则转成鼻中出血和头目不清的症状。以上各症都是由于寒热之气厥逆，在脏腑中互相移传的结果。

咳论篇第三十八

【题解】

本篇从整体观念出发，系统地论述咳嗽的病因、病机、分类、症状、传变受治疗等问题，为论咳之专篇，故篇名曰"咳论"。

【原文】

黄帝问曰：肺之令人咳，何也？岐伯对曰：五藏六府皆令人咳，非独肺也。帝曰：愿闻其状。岐伯曰：皮毛者，肺之合也，皮毛先受邪气，邪气以从其合也。其寒饮食入胃，从肺脉上至于肺则肺寒，肺寒则外内合邪，因而客之，则为肺咳。五藏各以其时受病，非其时，各传以与之。

人与天地相参，故五藏各以治时感于寒则受病，微则为咳，甚则为泄、为痛。乘秋则肺先受邪，乘春则肝先受之，乘夏则心先受之，乘至阴则脾先受之，乘冬则肾先受之。

帝曰：何以异之？岐伯曰：肺咳之状，咳而喘息有音，甚则唾血。心咳之状，咳则心痛，喉中介介如梗状，甚则咽肿喉痹。肝咳之状，咳则两胁下痛，甚则不可以转，转则两胠下满。脾咳之状，咳则右胁下痛，阴阴引肩背，甚则不可以动，动则咳剧。肾咳之状，咳则腰背相引而痛，甚则咳涎。

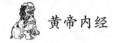

《剌灸心法要诀》中的

脾经循行图

帝曰：六府之咳奈何？安所受病？岐伯曰：五藏之久咳，乃移于六府。脾咳不已，则胃受之，胃咳之状，咳而呕，呕甚则长虫出。肝咳不已，则胆受之，胆咳之状，咳呕胆汁。肺咳不已，则大肠受之，大肠咳状，咳而遗失①。心咳不已，则小肠受之，小肠咳状，咳而失气②，气与咳具失。肾咳不已，则膀胱受之，膀胱咳状，咳而遗溺。久咳不已，则三焦受之，三焦咳状，咳而腹满，不欲食饮。此皆聚于胃，关于肺，使人多涕唾而面浮肿气逆也。

帝曰：治之奈何？岐伯曰：治藏者，治其俞；治府者，治其合；浮肿者，治其经，帝曰：善。

【注释】

①遗失：《太素》卷二十九咳论、《甲乙》卷九第三，均作"遗矢"。矢，通屎，遗矢，即大便失禁。

②失气：俗称放屁，亦称矢气。

【语译】

黄帝说：肺脏有病能使人咳嗽这是什么道理？岐伯答道：五脏六腑有病都能使人咳嗽，不单是肺的问题。黄帝说：我想听听咳嗽产生的情况。岐伯说：皮毛与肺相合，若皮毛感受了外邪，外邪可直接传给内合的肺脏。如果再吃了寒冷的饮食，则寒气经肺脉上达于肺，又引起肺寒，这样外在的寒邪与内在的寒饮共同侵犯于肺就形成了肺咳。一般地说，五脏是在各自所主的时令受病，如果咳嗽不是在肺所主的秋令发生，那么，其它时令的咳嗽则是五脏先受邪然后传给肺而产生的。

人和自然界是相互通应的，五脏在其所主的时令受了寒邪而得病，如果寒邪轻微，通过在表的经脉传给肺而表现咳嗽，若寒邪严重深而入里，则可产生泄泻或疼痛的咳

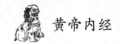

嗽兼有症。寒邪趁着秋季而入，则肺先受邪；趁着春天而入，则肝先受邪；趁着夏天而入，则心先受邪；趁着长夏而入，则脾先受邪；趁着冬天而入，则肾先受邪。

黄帝说：这些咳嗽应怎样区别呢？岐伯说：肺咳的症状是，咳嗽气喘，呼吸有声，病重则合并唾血；心咳的症状是，咳嗽则心痛，喉中好象有物梗塞一样，病重则咽喉肿痛闭塞；肝咳的症状是，咳嗽则两侧胁下作痛，病重则痛不能转侧，转动则胁下空软部胀满不舒；脾咳的症状是，咳嗽则右胁下疼痛，并牵引背部隐隐作痛，病重则不能活动，活动则咳嗽加剧；肾咳的症状是，咳嗽则腰背互相牵引而痛，病重则咳吐痰涎。

黄帝说：六腑咳的症状如何？它是怎样形成的？岐伯说：五脏咳日久不愈，则传给六腑。如脾咳不愈，传于胃则为胃咳，胃咳的症状是，咳嗽合并呕吐，严重时会呕出蛔虫；肝咳不愈，传于胆则为胆咳，胆咳的症状是，咳嗽时会呕吐胆汁；肺咳不愈，传于大肠则为大肠咳，大肠咳的症状是，咳嗽的同时会遗出大便；心咳不愈，传于小肠则为小肠咳，小肠咳的症状是，咳嗽时会矢气，即咳嗽与矢气同时发生；肾咳不愈，传于膀胱则为膀胱咳，膀胱咳的症状是咳嗽时小便失禁；久咳不愈，传于三焦则为三焦咳，三焦咳的症状是，咳嗽合并腹满，不想饮食。总之，咳嗽的发生都是邪气聚于胃，而关系到肺，故使人多涕唾，面部浮肿，咳嗽气逆。

黄帝说：治疗的方法如何？岐伯说：治五脏的咳嗽，取用本经的俞穴；治六腑的咳嗽，取用本经的合穴；治咳而浮肿的，取用有关脏腑的经穴。黄帝说：好！

卷第十一

举痛论篇第三十九

【题解】

本篇说明症证的病因，主要是因于寒，但无论是因寒或因热，痛的病灶，总是在经脉里；痛的病变，总是在气和血方面，这是一定的。此外，篇中另外叙述了九气之病的证状和病理。

【原文】

黄帝问曰：余闻善言天者，必有验于人；善言古者，必有合于今；善言人者，必有厌于己①。如此，则道不惑而要数极，所谓明也②。今余问于夫子，令言而可知，视而可见，扪而可得③，令验于己而发蒙解惑④，可得而闻乎？岐伯再拜稽首对曰：何道之问也？帝曰：愿闻人之五

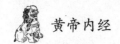
脏卒痛，何气使然？岐伯对曰：经脉流行不止，环周不休，寒气入经而稽迟⑤，泣而不行，客于脉外则血少，客于脉中则气不通，故卒然而痛。

【注释】

①善言天者，……必有厌于己：《类经》十七卷第六十六注："天与人一理，其阴阳气数，无不相合，故善言天者必有验于人。古者今之鉴，欲察将来，须观既往，故善言古者，必有合于今。彼之有善，可以为法，彼之有不善，可以为戒，故善言人者，必有厌于己。"厌，合的意思，《国语》周语："克厌天心。"注："厌，合也。"

②道不惑而要数极，所谓明也：道，道理，事物运动变化的规律。要数，即要理，最重要的道理。《太素》卷二十七邪客注："如此，人有三善之行，于道不惑。所以然者，得其要理之极，明达故也。"

③言而可知，视而可见，扪而可得：指通过问诊、望诊、切诊等方法能够得知病情。言，即指问诊。视，即望诊。扪，即切诊。

④发蒙解惑：启发蒙昧，解除迷惑。

⑤稽迟：留滞不行的意思。稽，《说文》："留止也。"

验于人事；善于谈论历史的，必能应合于今事；善于谈论人事的，必能结合自己的情况。这样，才能掌握事物的规律而不迷惑，了解事物的要领极其透彻，这就是所谓明达事理的人。现在我想请教先生，将问诊所知，望诊所见，切诊所得的情况告诉我，使我有所体验而发蒙解惑，你能否告诉我呢？岐伯再次跪拜回答说：你要问的是哪些道理呢？黄帝说：我想听听人体的五脏突然作痛，是什么邪气造成的呢？岐伯回答说：人体经脉中的气血流行不止，如环无端，如果寒邪侵入了经脉，则经脉气血的循行迟滞，凝涩而不畅行，故寒邪侵袭于经脉内外，则使经脉凝涩而血少，脉气留止而不通，所以突然作痛。

【语译】

黄帝问：我听闻善论天道之人，必能将天道验证于人事；善论历史之人，必能将历史与今事相合；善论人事之人，必能将人事与已事相结合。只有这样，才能通晓事理而不迷惑，透彻地明白事物关键，才是所谓的明达事理之人。现在我想请您把关于问诊所知、望诊所见、切诊所得的情况都告诉我，让我有所体验、得到启发、消除疑惑，可以吗？

岐伯跪拜回答说：您想知道的是哪些道理呢？

黄帝问：我想知道是什么邪气使人的五脏突然疼痛？

岐伯回答说：人的经脉中的气血是周流不止、循环不息的，倘若寒邪侵入经脉，那么它的气血运行就会迟缓、凝涩而不畅通。假如寒邪侵袭在经脉之外，会出现脉涩而血小的现象；寒邪侵袭在经脉之内，则会出现脉气停滞不

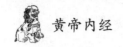

通的现象，如此五脏便会突然疼痛起来。

【原文】

帝曰：其痛或卒然而止者，或痛甚不休者，或痛甚不可按者，或按之而痛止者，或按之无益者，或喘动应手①者，或心与背相引而痛者，或威肋与少腹相引而痛者，或腹痛引阴股②者，或痛宿昔③而成积者，或卒然痛死不知人有少间复生者，或痛而呕者，或腹痛而后泄者，或痛而闭不通者，凡此诸痛，各不同形，别之奈何？岐伯曰：寒气客于脉外则脉寒，脉寒则缩踡④，缩则脉绌急⑤，绌急则外引小路，故卒然而痛，得炅⑥则痛立止。因重中于寒，则痛久矣。寒气客于经脉之中，与炅气相薄则脉满，满则痛而不可按也，寒气稽留，炅气从上，则脉充大而血气乱，故痛甚不可按也。寒气客于肠胃之间，膜原之下，血不得散，小络急引故痛，按之则血气散，故按之痛止。寒气客于侠脊之脉⑦则深，按之不能及，故按之无益也。寒气客于冲脉，冲脉起于关元，随腹直上，寒气客则脉不通，脉不通则气因之，故喘动应手矣。寒气客于背俞之脉⑧则脉泣，脉泣则血虚，血虚则痛，其俞注于心，故相引而痛。按之则热气至，热气至则痛止矣。寒气客于厥阴之脉，厥阴之脉者，络阴器系于肝，寒气客于脉中，则血泣脉急，故胁肋与少腹相引痛矣。厥气客于阴股，寒气上及少腹，血泣在下相引，故腹痛引阴股。寒气客于小肠膜原之间，络血之中，血泣不得注于大经，血气稽留不得行，故宿昔而成积矣。寒气客于五脏，厥逆上泄，阴气竭，阳气未入，故卒然痛死不知人，气复反则生矣⑨。寒气客于肠胃，厥逆上出，故痛而呕也。寒气客于小肠，小肠不得成聚⑩，故后泄腹痛矣。热气留于小肠，肠中痛，瘅热焦渴则坚干不得出，故痛而闭不通矣。

【注释】

①喘动应手：指痛处跳动应手。喘，在此与揣义同，动也。

②阴股：大腿内侧近前阴处。《太素》卷二十七邪客注："髀内为股，阴下之股为阴股也。"

③宿昔：经久的意思。如《论衡》感虚："师旷能鼓清角，……宿昔习弄，非直一再奏也。"

④缩踡（quán 全）：收缩不伸。踡，踡曲不伸，不舒展貌。

⑤绌（chù 触）急：屈曲拘急的样子。绌，屈曲也。

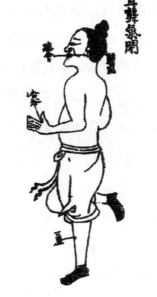

明代何柬《针灸捷径》针灸方图中的耳聋气闭取穴图

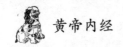

急，拘急也。

⑥炅（jiǒng 炯）：王冰注："炅，热也。"《通雅》："灵素之炅，当与热同。"

⑦侠脊之脉：王冰注："侠脊之脉者，当中督脉也，次两旁足太阳脉也。"因督脉循脊里，太阳脉贯臀筋，故邪客之则深，而按之不能及。

⑧背俞之脉：指足太阳脉。背俞为五脏在背部足太阳经的俞穴。

⑨厥逆上泄，……气复反则生矣：《太素》卷二十七邪客注："寒气入五脏中，厥逆上吐（吐，出也），遂令阴气竭绝，阳气未入之间，卒痛不知人，阳气入脏还生也。"上泄，上越的意思。反，为返的同音假借字。

⑩小肠不得成聚：《类经》十七卷第六十六注："小肠为丙火之府，而寒邪胜之，则阳气不化，水谷不得停留，故为后泄腹痛。"

【语译】

黄帝说：其疼痛有突然停止的，有痛得很剧烈而不停止的，有痛得很剧烈而不能按压的，有按压而疼痛停止的，有按压也不见缓解的，有疼痛跳动应手的，有心和背部相互牵引而痛的，有胁肋和少腹相互牵引而痛的，有腹痛牵引阴股的，有疼痛日久而成积聚的，有突然疼痛昏厥如死不知人事稍停片刻而又清醒的，有痛而呕吐的，有腹痛而后泄泻的，有痛而大便闭结不通的，以上这些疼痛的情况，其病形各不相同，如何加以区别呢？岐伯说：寒邪侵袭于脉外，则经脉受寒，经脉受寒则经脉收缩不伸，收缩不伸则屈曲拘急，因而牵引在外的细小脉络，内外引急，故突然发生疼痛，如果得到热气，则疼痛立刻停止。假如再次感受寒邪，卫阳受损就会久痛不止。寒邪侵袭经脉之中，和人体本身的热气相互搏争，则经脉充满，脉满为实，不任压迫，故痛而不可按。寒邪停留于脉中，人体本身的热气则随之而上，与寒邪相搏，使经脉充满，气血运行紊乱，故疼痛剧烈而不可触按。寒邪侵袭于肠胃之间，膜原之下，以致血气凝涩而不散，细小的络脉拘急牵引，所以疼痛，如果以手按揉，则血气散行，故按之疼痛停止。寒邪侵袭于侠脊之脉，由于邪侵的部位较深，按揉难以达到病所，故按揉也无济于事。寒邪侵袭于冲脉之中，冲脉是从小腹关元穴开始，循腹上行，如因寒气侵入则冲脉不通，脉不通则气因之鼓脉欲通，故腹痛而跳动应手。寒邪袭于背俞足太阳之脉，则血脉流行滞涩，脉涩则血虚，血虚则疼痛，因足太阳脉循脊当心入散，故心与背相引而痛，按揉能使热气来复，热气来复则寒邪消散，故疼痛即可停止。寒邪侵袭于足厥阴之脉，足厥阴之脉循股阴入毛中，环阴器抵少腹，布胁肋而属于肝，寒邪侵入于脉中，则血凝涩而脉紧急，故胁肋与少腹牵引作痛。寒厥

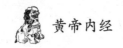

之气客于阴股，寒气上行少腹，气血凝涩，上下牵引，故腹痛引阴股。寒邪侵袭于小肠膜原之间、络血之中，使络血凝涩不能流注于大的经脉，血气留止不能畅行，故日久便可结成积聚。寒邪侵袭于五脏，迫使五脏之气逆而上行，以致脏气上越外泄，使阴气竭于内，阳气不得入，阴阳暂时相离，故突然疼痛昏厥如死不知人事，如果阳气复返，阴阳相接，则可以苏醒。寒邪侵袭于肠胃，迫使肠胃之气逆而上行，故出现疼痛而呕吐。寒邪复袭于小肠，小肠为受盛之腑，因寒而阳气不化，水谷不得停留，故泄泻而腹痛。如果是热邪留蓄于小肠，也可发生肠中疼痛，由于内热伤津而唇焦口渴，粪便坚硬难以排出，故腹痛而大便闭结不通。

【原文】

帝曰：所谓言而可知者也。视而可见奈何？岐伯曰：五脏六腑固尽有部①，视其五色，黄赤为热，白为寒，青黑为痛②，此所谓视而可见者也。

【注释】

①五脏六腑固尽有部：指五脏六腑在面部各有一定的分部。马莳注："盖五脏六腑，虽在于内，而面上分部，皆尽有之。"

②黄赤为热，白为寒，青黑为痛：《类经》十七卷第六十六注："黄赤色者，火动于经，故为热；白色者，阳

气衰微，血不上荣，故为寒；青黑色者，血凝气滞，故为痛。"

【语译】

黄帝说：以上所说从问诊中可以了解。至于望诊可见又是怎样的呢？岐伯说：五脏六腑在面部各有所属的部位，望面部五色的变化就可以诊断疾病，如黄色赤色主热，白色主寒，青色黑色主痛，这就是通过望诊可以了解的。

【原文】

帝曰：扪而可得奈何？岐伯曰：视其主病之脉，坚而血及陷下者①，皆可扪而得也。

【注释】

①坚而血及陷下者：《类经》十七卷第六十六注："脉坚者，邪之聚也。血留者，络必盛而起也。陷下者，血气不足，多阴候也。"

【语译】

黄帝说：用手切诊而知病情是怎样的呢？岐伯说：看他主病的经脉，然后以手循按，如果脉坚实的，是有邪气结聚；属气血留滞的，络脉必充盛而高起；如果脉陷下的，是气血不足，多属阴证。这些都是可以用手扪切按循而得知的。

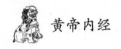

【原文】

帝曰：善。余知百病生于气①也，怒则气上，喜则气缓，悲则气消，恐则气下，寒则气收，炅则气泄，惊则气乱，劳则气耗，思则气结，九气不同，何病之生？岐伯曰：怒则气逆，甚则呕血及飧泄②，故气上矣。喜则气和志达，荣卫通利，故气缓矣③。悲则心系急，肺布叶举④，而上焦不通，荣卫不散，热气在中，故气消矣。恐则精却⑤，却则上焦闭，闭则气还，还则下焦胀，故气下行矣。寒则腠理闭，气不行，故气收矣⑥。炅则腠理开，荣卫通，汗大泄，故气泄。惊则心无所倚，神无所归，虑无所定，故气乱矣。劳则喘息汗出，外内皆越，故气耗矣④。思则心有所存，神有所归，正气留而不行，故气结矣。

【注释】

①百病生于气：《类经》十五卷第二十六注："气之在人，和则为正气，不和则为邪气，凡表里虚实，逆顺缓急，无不因气而至，故百病皆生于气。"

②怒则气逆，甚则呕血及飧泄：怒伤肝则肝气上逆，血随气逆，故甚则呕血。肝气横逆，克乘脾土，故为飧泄。飧泄，指完谷不化的泄泻证。

③喜则气和志达，荣卫通利，故气缓矣：《类经》十五卷第二十六注："气脉和调，故志畅达，荣卫通利，故气徐缓，然喜甚则气过于缓，而渐至涣散，……本神篇

410

曰：喜乐者，神惮散而不藏。义可知也。"

④肺布叶举：布，张也；举，起也。张志聪注："肺脏布大，而肺叶上举。"

⑤精却：精气退缩的意思。《类经》十五卷第二十六注："恐惧伤肾则伤精，故致精却。却者，退也。"

⑥寒则腠理闭，气不行，故气收矣：王冰注："腠，为津液渗泄之所；理，谓文理逢会之中；闭，谓密闭；气，谓卫气；行，谓流行；收，谓收敛也。身寒则卫气沉，故皮肤文理及渗泄之处，皆闭密而气不流行，卫气收敛于中而不发散也。"

⑦劳则喘息汗出，外内皆越，故气耗矣：马蒔注："人有劳役，则气动而喘息，其汗必出于外。夫喘则内气越，汗出则外气越，故气以之而耗散也。"

【语译】

黄帝说：好。我已知道许多疾病的发生，都是由气机失调引起的，如暴怒则气上逆，喜则气舒缓，悲哀则气消沉，恐惧则气下却，寒冷则气收敛，火热则气外泄，受惊则气紊乱，过劳则气耗散，思虑则气郁结，这九种气的变化各不相同，会发生怎样的疾病呢？岐伯说：大怒则使肝气上逆，血随气逆，甚则呕血，或肝气乘脾发生飧泄，所以说是气上。喜则气和顺而志畅达，荣卫之气通利，所以说是气缓。悲哀太过则心系急迫，但悲为肺志，悲伤肺则

411

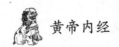
肺叶张举，上焦随之闭塞不通，营卫之气得不到布散，热气郁闭于中而耗损肺气，所以说是气消。恐惧伤肾则使精气下却，精气下却则升降不交，故上焦闭塞，上焦闭塞则气还归于下，气郁于下则下焦胀满，所以说是气下行。寒冷之气侵袭人体，则使腠理闭密，荣卫之气不得畅行而收敛于内，所以说是气收。火热之气能使人腠理开放，荣卫通畅，汗液大量外出，致使气随津泄，所以说是气泄。受惊则心悸动无所依附，神志无所归宿，思虑无所决定，所以说是气乱。劳役过度则气动喘息，汗出过多，喘则内气越，汗出过多则外气越，内外之气皆泄越，所以说是气耗。思则精力集中，必有所存，神归一处，以致正气留结而不运行，所以说是气结。

腹中论篇第四十

【题解】

本篇讨论了鼓胀、血枯、伏梁、热中、消中、厥逆等病证的病机和治法。由于这些疾病皆生于腹中，故篇名曰"腹中论"。

【原文】

黄帝问曰：有病心腹满，旦食则不能暮食，此为何病？岐伯对曰：名为鼓胀。帝曰：治之奈何？岐伯曰：治之以鸡矢醴①，一剂知，二剂已。帝曰：其时有复发者，何也？岐伯曰：此饮食不节，故时有病也。虽然其病且已，时故当病，气聚于腹也。

帝曰：有病胸胁支满者，妨于食，病至则先闻腥臊臭，出清液，先唾血，四支清，目眩，时时前后血，病名为何？何以得之？岐伯曰：病名血枯。此得之年少时有所大脱血，若醉入房中，气竭肝伤，故月事衰少不来也。帝曰：治之奈何？复以何术？岐伯曰：以四乌贼骨一蘆茹二物并合之，丸以雀卵，大如小豆，以五丸为后饭，饮以鲍鱼②汁，利肠中及伤肝也。

帝曰：病有少腹盛，上下左右皆有根，此为何病？可治不？岐伯曰：病名曰伏梁。帝曰：伏梁何因而得之？岐伯曰：裹大脓血，居肠胃之外，不可治，治之每切按之致死。帝曰：何以然？岐伯曰：此下则因阴，必下脓血，上则迫胃脘，生鬲，侠胃脘内痈，此久病也，难治。居齐上为逆，居齐下为从，勿动亟夺。论在《刺法》中。

帝曰：人有身体髀股䯒皆肿，环齐而痛，是谓何病？岐伯曰：病名伏梁，此风根也。其气溢于大肠，而著于肓，肓之原在齐下，故环齐而痛也。不可动之，动之为水溺涩之病。

帝曰：夫子数言热中、消中③，不可服高梁、芳草、石药，石药发瘨，芳草发狂。夫热中、消中者，皆富贵人

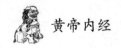

也，今禁高梁，是不合其心；禁芳草、石药，是病不愈，愿闻其说。岐伯曰：夫芳草之气美，石药之气悍，二者其气急疾坚劲，故非缓心和人，不可以服此二者。帝曰：不可以服此二者，何以然？岐伯曰：夫热气慓悍，药气亦然，二者相遇，恐内伤脾。脾者土也，而恶木，服此药者，至甲乙日更论。

帝曰：善！有病膺肿颈痛，胸满腹胀，此为何病？何以得之？岐伯曰：名厥逆④。帝曰：治之奈何？岐伯曰：灸之则喑，石⑤之则狂，须其气并，乃可治也，帝曰：何以然？岐伯曰：阳气重上，有余于上，灸之则阳气入阴，入则喑；石之则阳气虚，虚则狂。须其气并而治之⑥，可使全也。

帝曰：善！何以知怀子之且生也？岐伯曰：身有病而无邪脉也。

帝曰：病热而有所痛者，何也？岐伯曰：病热者，阳脉也。以三阳之动也，人迎一盛少阳，二盛太阳，三盛阳明。入阴也，夫阳入于阴，故病在头与腹，乃䐜胀而头痛也。帝曰：善！"。

【注释】

①鸡矢醴：是古人用以治疗鼓胀的药酒名称。方用鸡矢白晒干，焙黄一两，米酒三碗，煎数沸，去滓，澄清，空心热服，一日两次。

414

②鲍鱼：今之淡干鱼也，诸鱼皆可为之，唯石首（黄花鱼），鲫鱼为胜。

③热中、消中：王冰："多饮数溲，谓之热中；多食数溲，谓之消中。"

④厥逆：病名。张介宾："此以阴并于阳，下逆于上，故名厥逆"。

⑤石：指砭石，是古代针具之一。

⑥气并而治之：马莳："必须阳气从上而降，阴气从下而升，阴阳相并，然后治之，或灸或刺，可使全也"。

【语译】

黄帝问：心腹胀满的病，早上吃了东西，到晚上却不想再吃，这种病是什么呢？岐伯道：这种病叫做鼓胀。黄帝又问：那该怎样治疗呢？岐伯说：用鸡矢醴治疗，一剂就可见效，两剂病就好了。黄帝又问：这种病，会不时复发，又是什么缘故？岐伯说：这是由于不节制饮食，所以有时会复发，另一种情况是，病虽接近痊愈，但因为受风，冷气便会聚于腹中，也是要复发的。

黄帝问：胸胁胀满的病，要妨碍饮食，发病时先闻到有腥臊气味，鼻流清涕，吐血，四肢寒冷，目眩晕，大小便经常出血，这种病叫什么？因什么而得？岐伯说：这种病，叫做血枯，是因为年少时，曾经有过大出血病而留下了病根；或者大醉以后行房事，致使精气耗竭，肝脏损

415

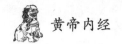

伤，又致月经衰少，或停止不来。

黄帝问：怎样治疗呢？用什么方法，能使血气恢复？岐伯说：用四分乌鲗骨、一分芦茹，两种药合并，用雀卵制成如小豆大的丸药，先服药后吃饭，用鲍鱼汁送下，这样能利肠中而下行，并能补益受伤的肝脏。

黄帝问：少腹盛满的病，上下左右都有根蒂，这是什么病？可治疗否？岐伯说：这种病叫做伏梁。黄帝问：伏梁病是因为什么而得的呢？岐伯说：少腹里裹着脓血，生在肠胃外面，不易治疗，在治疗时，疼得厉害，如按重了，甚至可以致死。黄帝问：怎会这样呢？岐伯说：这种病，如按重了，向下就会伤阴流脓血，向上就会迫胃至膈，使胃脘内生痈。这种病根深蒂固，是很难治的。这种病，生在脐上，算是逆症，生在脐下，就是顺症，注意别过度劳累。这些都详细的论述和记载在《刺法》里。

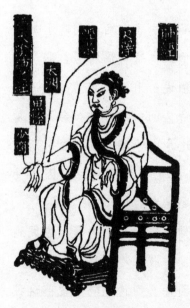

《铜人图经》

五输穴图中的肺经图

黄帝问：有人髀、股、骺都发肿，而且环脐疼痛，这是什么病？岐伯说：病名叫做伏梁，这是因为宿受风

416

寒而发病的。风寒之气由大肠外泄，滞留在肠外的脂膜上，肠外脂膜的根源在气海，所以环脐要疼痛。对这种病不可轻率攻下，如果攻下不当，就会小便涩滞。

黄帝问道：你数次说患热中、消中的病，不能吃厚味精粮，也不可以用芳草石类药物；因为吃了石类药物容易发癫，吃了芳草药物容易发狂。但患热中、消中之病的，多是富贵之人，禁忌吃厚味精粮，显然不合他的心愿，但如果不用芳草石药，病又不能治愈，希望能听到你的具体意见。岐伯说：芳香药草的性质多香美，石类药物的性质多猛烈，这两类药物，都有急疾坚劲的性质，所以不是心气暖和的人，不能服用这两类药物。黄帝问：为什么不能服用这两类药呢？岐伯说：热气本身是轻捷猛烈的，药物之气也同样如此，两者若遇在一起，脾气就要受损伤，脾气属土，土恶木克，服用这类药物，逢到甲乙日，再看病情是加重还是减轻。

黄帝道：很有道理！有一种患膺肿颈痛，胸满腹胀的，这是什么病？病得怎样得的？岐伯说：病名叫做厥逆。黄帝问：那该怎样治疗呢？岐伯说：用灸法则会失音，用砭法则会发狂，须等待它的上下之气交合，才可以进行治疗。黄帝问：为什么？岐伯说：阳气重，则上部有余，假如再用灸法，那就是以火济火，阳盛入阴，就会产生失音的症状；若用砭石刺之，则阳气就会随刺外出，阳

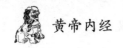
气外出，就会出现神志失常以致发狂的症状，所以对这种病的处理，必须等待上下之气交合，然后进行治疗，才可以达到痊愈的目的。

黄帝道：有道理！怎样可以知道妇女怀孕将要分娩呢？岐伯说：诊察的方法，是看她身上似乎有病，但又切不出来有病象的脉息。

黄帝道：有一种病的症状是发热且觉得身体有的地方疼痛，这是何缘故？岐伯说：凡是发热的病，都可见阳脉。见三阳之脉动盛，若人迎大一倍于寸口，病在少阴；大两倍于寸口，病在太阳；大三倍于寸口，病在阳明。病邪由阳入阴，病在头部与腹部，就会发生腹胀和头痛。黄帝道：说得很有道理！

刺腰痛篇第四十一

【题解】

本篇讨论了许多经脉病变所引起腰痛病的临床表现和针刺治疗方法，故篇名"刺腰痛"。

【原文】

足太阳脉令人腰痛，引项脊背如重伏①，刺其郄中②，太阳正经③出血。春无见血③。

【注释】

①足太阳脉令人腰痛，引项脊尻背如重状：王冰注："足太阳脉，别下项，循肩髆内，挟脊抵腰中，别下贯臀，故令人腰痛，引项脊尻背如负重之状也。"尻，此指脊骨末端。

②郄中：即委中穴。王冰注："在膝后屈处椢中央约纹中动脉，足太阳脉之所入也。"

③太阳正经：有二说。一指昆仑穴。一指委中穴，因足太阳之正，别入椢中。今从后说，即取委中穴处刺出其血。

④春无见血：王冰注："太阳合肾，肾旺于冬，水衰于春，故春无见血也。"

【语译】

足太阳经脉发病使人腰痛，痛时牵引项脊尻背，好象担负着沉重的东西一样，治疗时应刺其合穴委中，即在委中穴处刺出其恶血。若在春季不要刺出其血。

【原文】

少阳令人腰痛，如以针刺其皮中，循循然不可以俯仰，不可以顾①，刺少阳成骨②之端出血，成骨在膝外廉之骨独起者，夏无见血③。

【注释】

①少阳令人腰痛，……不可以顾：足少阳之脉，循胁

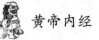

里，出气街，绕毛际，横入髀厌中，故可令人腰痛。少阳属火主于夏，夏气在皮肤，故皮中如针刺。循循然，依次貌。足少阳脉行身之侧，故不可以俯仰。其脉起于目锐眦，上抵头角，下耳后，循颈下胸中，故不可以顾。顾，回首也。

②成骨：又名骱骨，即胫骨。因能成立其身，故名成骨。王冰注："成骨，谓膝外近下，骱骨上端，……骱骨所成柱膝髀骨，故谓之成骨也。"

③夏无见血：王冰注："少阳合肝，肝旺于春，木衰于夏，故无见血。"

【语译】

足少阳经脉发病使人腰痛，有如用针刺于皮肤中，逐渐加重不能前后俯仰，并且不能左右回顾。治疗时应刺足少阳经在成骨的起点出血，成骨即外侧高骨独起处，若在夏季则不要刺出其血。

【原文】

阳明令人腰痛，不可以顾，顾如有见者，善悲①，刺阳明于骱前三痏，上下和之出血②，秋无见血③。

【注释】

①阳明令人腰痛，……善悲：足阳明之筋，上循胁属脊，故阳明脉病可以令人腰痛。其脉循喉咙入缺盆，故不

可以回顾。阳明为水谷之海，气血营卫皆由此生，阳明病则神气虚乱，故目见怪异而善悲哀。

②刺阳明于䯒（héng 衡）前三骨䯒，上下和之出血：诸注不同。《太素》卷三十腰痛注："足阳明……下循悁外廉，故刺之以和上下。"王冰注："刺䯒前三䯒，则正三里穴也。"马莳同此注。《类经》二十二卷第四十九注："䯒前三䯒，即三里也。上下和之，兼上下巨虚而言也。"高士宗注："䯒前三䯒，三里、上廉、下廉也，故曰上下和之，乃三里合上廉、下廉以和之，而出其血也。"按：以《类经》注义较明，今从之。䯒骨，为小腿胫、腓骨之通称。《医宗金鉴》正骨心法要旨云："其骨二根，在前者名成骨，其形粗；在后者名辅骨，其形细，又俗名劳堂骨。"足三里穴，在膝下三寸，胫骨外侧两筋之间。上巨虚，即巨虚上廉，在足三里下三寸处。下巨虚，即巨虚下廉，在足三里下六寸处。

③秋无见血：王冰注："阳明合脾，脾旺长夏，土衰于秋，故秋无见血。"

【语译】

阳明经脉发病而使人腰痛，颈项不能转动回顾，如果回顾则神乱目花犹如妄见怪异，并且善于悲伤，治疗时应刺足阳明经在股骨前的足三里穴三次，并配合上、下巨虚穴刺出其血，秋季则不要刺出其血。

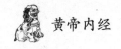

【原文】

足少阴令人腰痛，痛引脊内廉^①，刺少阴于内踝上^②二痏，春无见血^③。出血太多，不可复也^④。

【注释】

①足少阴令人腰痛，痛引脊内廉：足少阴脉贯脊属肾，腰为肾之府，故其病如是。

②少阴于内踝上：即复溜穴。在内踝上同身寸二寸。

③春无见血：马时注："春时木旺则水衰，故春无见血。"

④不可复也：马时注："肾气不可复也。"《素问识》云："据《甲乙》，谓血虚不可复也。"少阴脉属肾，气血外泄，必伤肾气，当以前说为是。

【语译】

足少阴脉发病使人腰痛，痛时牵引到脊骨的内侧，治疗时应刺足少阴经在内踝上的复溜穴两次，若在春季则不要刺出其血。如果出血太多，就会导致肾气损伤而不易恢复。

【原文】

厥阴之脉令人腰痛，腰中如张弓弩弦^①，刺厥阴之脉，在腨踵鱼腹之外，循之累累然^②，乃刺之，其病令人言默默然不慧^③，刺之三痏^④。

422

【注释】

①厥阴之脉令人腰痛，腰中如张弓弩弦：足厥阴脉，其支者与太阳、少阳之脉同结于腰踝下中胶、下胶之间，故厥阴之脉病则令人腰痛。肝主筋，肝足厥阴之脉现则筋急，筋急则腰部强直拘急，故如新张弓弩之弦。

②腨踵鱼腹之外，循之累累然：王冰注："腨踵者，言脉在腨外侧，下当足跟也。腨形势如卧鱼之腹，故曰鱼腹之外也。循其分肉，有血络累累然，乃刺出之。此正当蠡沟穴分，足厥阴之络，在内踝上五寸。"腨，腿肚。踵，足跟。累累然，如串珠之状。

③言默默然不慧：指沉默寡言而精神不爽。

【语译】

厥阴经脉发病使人腰痛，腰部强急如新张的弓弩弦一样，治疗时应刺足厥阴的经脉，其部位在腿肚和足跟之间鱼腹之外的蠡沟穴处，摸之有结络累累然不平者，就用针刺之，这种病常使人沉默寡言而精神抑郁不爽，可以针刺三次。

【原文】

解脉令人腰痛，痛引肩，目䀮䀮然，时遗溲①，刺解脉，在膝筋肉分间郄外廉之横脉出血，血变而止②。

解脉令人腰痛如引带，常如折腰状，善恐③，刺解脉，

在郄中结络如黍米，刺之血
射以黑，见赤血而已。

【注释】

①解脉令人腰痛，……
时遗溲：王冰注："解脉，散
行脉也，言不合而别行也。
此足太阳之经，起于目内眦，
上额交巅上，循肩髆侠脊抵
腰中，入循膂，络肾属膀胱，
下入腘中。故病斯候也。又
其支别者，从髆内别下贯胂，
循髀外后廉而下合于腘中。

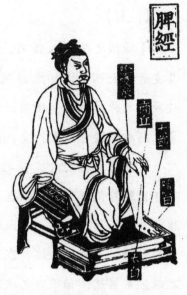

《铜人图经》

五输穴图中的脾经图

两脉如绳之解股，故名解脉也。"眩眩然，不明貌。溲，
小便。

②膝筋肉分间郄外廉之横脉出血，血变而止：膝筋肉
分间指委中穴处，亦即郄中。此外侧之横脉，指委阳穴
处。王冰注："膝后两旁，大筋双上，股之后，两筋之间，
横纹之处，努肉高起，则郄中之分也……当取郄外廉有血
络横见，迢然紫黑而盛满者，乃刺之，当见黑血，必候其
血色变赤乃止。"《医学纲目》卷二十八腰痛注："膝外廉
筋肉分间，即委阳穴是也。"

③令人腰痛如引带，常如折腰状，善恐：足太阳之

脉，其支者从腰中下挟脊，贯臀入腘中，故其痛如引带，如腰折。其脉络肾，肾志为恐，故善恐。

【语译】

解脉发病使人腰痛，痛时会牵引到肩部，眼睛视物不清，时常遗尿，治疗时应取解脉在膝后大筋分肉间（委中穴）外侧的委阳穴处，有血络横见，紫黑盛满，要刺出其血直到血色由紫变红才停止。

解脉发病使人腰痛，好象有带子牵引一样，常好象腰部被折断一样，并且时常有恐惧的感觉，治疗时应刺解脉，在郄中有络脉结滞如黍米者，刺之则有黑色血液射出，等到血色变红时即停止。

【原文】

同阴之脉①令人腰痛，痛如小锤居其中，怫然肿②，刺同阴之脉，在外踝上绝骨之端③，为三痏。

【注释】

①同阴之脉：王冰注："足少阳之别络也，并少阳经上行，去足外踝上同身寸之五寸，乃别走厥阴，并经下络足跗，故曰同阴脉也。"

②怫然肿：肿起之状。怫，《说文》："郁也。"黄元御注："怫然，肿貌。"

③绝骨之端：指足少阳经之阳辅穴，在足外踝上

425

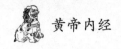

四寸。

【语译】

同阴之脉发病使人腰痛，痛时胀闷沉重，好象有小锤居于基保，病处怫然肿胀，治疗时应刺同阴之脉，在外踝上绝骨之端的阳辅穴处，针三次。

【原文】

阳维之脉令人腰痛，痛上怫然肿，刺阳维之脉，脉与太阳合腨下间，去地一尺所①"。

【注释】

①脉与太阳合腨下间，去地一尺所：指承山穴处。《类经》二十二卷第四十九注："阳维脉气所发，别于金门而上行，故与足太阳合于腨下间。去地一尺所，即承山穴也。"

【语译】

阳维之脉发病使人腰痛，痛处怫然肿胀，应刺阳维脉的承山穴，因为阳维脉与足太阳脉会合于腿肚下端的中间，即离地一尺左右的承山穴。

【原文】

衡络①之脉令人腰痛，不可以俯仰，仰则恐仆，得之举重伤腰，衡络绝，恶血归之②，刺之在郄阳筋之间，上郄数寸，衡居为二痏出血③。

【注释】

①衡络：王冰注："衡，横也，谓太阳之外络，自腰中横入髀外后廉，而下与中经合于腘中者。"

②举重伤腰，衡络绝，恶血归之：《类经》二十二卷第四十九注："若举重伤腰，则横络阻绝，而恶血归之，乃为腰痛。"

③郄阳筋之间，上郄数寸，衡居为二出血：郄阳，指委阳穴。郄阳筋间上行数寸，乃殷门穴处。当视其血络横居盛满者，针刺二次，使之出血。衡，横也。殷门，《外台》卷三十九第十一膀胱腑人："主腰痛是不得仰，仰则痛，得之举重，恶血归之。"正与本文合。

【语译】

衡络之脉发病使人腰痛，不可以前俯和后仰，后仰则恐怕跌倒，这种病大多得之于用力举重伤及腰部，使横络阻绝不通，瘀血留滞在里，治疗时应刺委阳大筋间上行数寸处的殷门穴，视其血络横居盛满者针刺二次，令其出血。

【原文】

会阴之脉①令人腰痛，痛上漯漯然汗出，汗干令人欲饮，饮已欲走②，刺直阳之脉③上三，在跻上郄下五寸横居④，视其盛者出血。

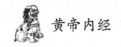

【注释】

①会阴之脉：有二说。一是认为指足太阳之中经。王冰注："足太阳之中经也，其脉循腰下会于后阳故曰会阴之脉。"姚止庵同此说。二是认为指任督之脉，二脉会于前后二阴的会阴穴处，故名会阴之脉。马莳注："会阴者，本任脉经之穴名，督脉由会阴而行于背，则会阴之脉，自腰下会于后阴。"高士宗注："会阴在大便之前，小便之后，任督二脉相会于前后二阴间，故曰会阴。"吴崑、张介宾、张志聪等均同此说，不知孰是，姑从王注。

②令人腰痛，……饮已欲走：太阳之脉行身之背，挟脊抵腰中，故令有腰痛。太阳为巨阳热盛，阳热迫津外泄，故痛上漯漯然汗出。汗干阴液消亡，故令人饮水自救。饮已正复，正邪又相交争，故令人烦躁而欲奔走。漯（tà 蹋）漯然，汗出貌。

③直阳之脉：诸说不一。一指太阳之脉。王冰注："直阳一脉则太阳之脉，侠背下行贯臀，下至腘中，下循，过外踝之后，条直而行者，故曰直阳之脉也。"马莳、吴崑、张介宾、姚止庵等同此说。二指督脉。张志聪注："直阳之脉，督脉也，督脉总督一身之阳，贯脊直上，故曰直阳。"三指太阳与督脉相合之脉。高士宗注："直阳，太阳与督相合之脉也。"不知孰是，姑从王注。

④跻上郄下五寸横居：诸说不一。王冰注："跻为阳

跻所生申脉穴，在外踝下也。郄下，则梠下也。言此刺处在梠下同身寸之五寸，上承郄中之穴，下当申脉之位，是谓承筋穴，即中央如外陷者中也，太阳脉气所发，禁不可刺，可灸三壮。今云刺者，谓刺其血络之盛满者也。"张介宾同此说。高士宗注："跻上郄下，各相去五寸之承山，皆有血络横居，视其盛者，刺出其血。……不必拘于穴也。"不知孰是，姑从王注。

【语译】

会阴之脉发病使人腰痛，痛处漐漐然汗出，汗止则欲饮水，饮水后又欲奔走，治疗时应刺直阳之脉上三次，其部位在阳跻申脉穴上、足太阳郄中穴下五寸的承筋穴处，视其左右有络脉横居、血络盛满的，刺出其血。

【原文】

飞阳之脉①令人腰痛，痛上怫怫然②，甚则悲以恐③，刺飞阳之脉，在内踝上二寸，少有之前，与阳维之会④。

【注释】

①飞阳之脉：诸说不一。《太素》卷三十腰痛注："足太阳别，名曰飞阳，……太阳去外踝上七寸，别走足少阴。"《太素》卷九十五络脉注："此太阳络，别走向少阴经，迅疾如飞，故名飞阳也。"王冰注："是阴维之脉也，去内踝上同身寸之五寸［疑"二寸"之误］分中，

429

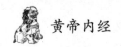
并少阴经而上也。"《类经》二十二卷第四十九注:"飞阳,足太阳之络穴,别走少阴者也。"《素问识》云:"考经脉篇,飞阳在去踝七寸,且在少阴之后,而下文云,在内踝上五寸,又云少阴之前,乃知飞阳非太阳经之飞阳也。下文云阴维之会,亦知飞阳是非阴维之脉也。盖此指足厥阴蠡沟穴。"张志聪注:"足太阳之别名曰飞阳,去踝七寸,别走少阴。阴维之脉,起于足少阴筑宾穴,为阴维之郄。故名飞阳者,谓阴维之原,从太阳之脉,走少阴而起者也。"姑从杨、王及张志聪等注。

②怫怫然:黄元御注:"气郁而不行也。"

③悲以恐:悲者生于心肺,恐者生于肾。足少阴脉属肾,从肾上贯肝膈入肺中,其支别者,从肺出络心,故其脉病,甚则悲以恐。

④在内踝上二寸,少阴之前,与阴维之会:王冰注:"内踝后上同身寸之二寸(原作五寸,据气穴论注改)复溜穴,少阴脉所行,刺可入同身寸之三分。内踝后筑宾穴,阴维之郄,……少阴之前阴维之会,以三脉会在此穴分也,……今《中诰》经文,正同此法。"

【语译】

飞阳之脉发病使人腰痛,痛处的筋脉肿胀,严重时出现情志悲哀而恐惧,治疗时应刺飞阳之脉,其部位是在内踝上二寸,足少阴之前,与阴维相会之处的筑宾穴。

【原文】

昌阳之脉①令人腰痛，痛引膺，目然，甚则反折，舌卷不能言②，刺内筋③为二，在内踝上大筋前太阴后，上踝二寸所。

【注释】

①昌阳之脉：王冰、高士宗以为阳跷脉。马莳、张介宾、吴崐以为足少阴肾脉。马莳注："昌阳，系足少阴肾经穴名，又名复溜。"《甲乙》卷三第三十二："复溜者，金也一名伏白，一名昌阳。"据此，当以后说为是。

②昌阳之脉令人腰痛，……舌卷不能言：足少阴脉属肾，腰为肾之府，故为腰痛。肾脉注胸中，故痛引膺。肾之精为瞳子，故目然。少阴经合于太阳，太阳脉行于脊背，故甚则反折。肾脉循喉咙，挟舌本，故舌卷不能言。

③内筋：《类经》二十二卷第四十九注："内筋，筋之内也，即复溜穴，在足太阴经之后，内踝上二寸所。"

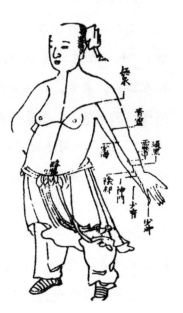

手少阴心之经图

431

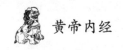

黄帝内经

【语译】

昌阳之脉发病使人腰痛，疼痛牵引胸膺部，眼睛视物昏花，严重时腰背向后反折，舌卷短不能言语，治疗时应取筋内侧的复溜穴刺二次，其穴在内踝上大筋的前面，足太阳经的后面，内踝上二寸处。

【原文】

散脉①令人腰痛而热，热甚生烦，腰下如有横木居其中，甚则遗溲②，刺散脉，在膝前骨肉分间，络外廉③，束脉有三。

【注释】

①散脉：诸说不一。一云足厥阴、足少阳脉，杨上善注："散脉在膝前肉分间者，十二经脉中唯足厥阴、足少阳在膝前，主溲，故当是此二经之别名。"一云足太阳之别络，王冰注："散脉，足太阴之别也，散行而上，故以名焉。"张介宾同此说。一云冲脉，张志聪注："冲脉者，起于胞中，上循背里，为经络之海，其浮而外者，循腹右上行至胸中，而散灌于皮肤，渗于脉外，故名散脉也。"高士宗同此说。一云阳明别络，吴崐注："散注，阳明别络之散行者也。"姑从张志聪冲脉之说。

②令人腰痛而热，……甚则遗溲：张志聪注："冲脉为十二经脉之原，心主血脉，故痛而热，热甚生烦。其循

于腹者，出于气街，侠脐下两旁各五分，至横骨一寸，经脉阻滞于其间，故腰下如有横木居其中。起于胞中，故甚则遗溺。"

③刺散脉，……络外廉：张志聪注："其俞上在于大杼，下出于巨虚之上下廉，故取膝前外廉者，取冲脉之下俞也。"巨虚上下廉，即上、下巨虚穴，其穴在膝前下方外侧骨肉分间。

【语译】

散脉发病使人腰痛而发热，热甚则生心烦，腰下好象有一块横木梗阻其中，甚至会发生遗尿，治疗时应刺散脉下俞之巨虚上廉和巨虚下廉，其穴在膝前外侧骨肉分间，看到有青筋缠束的脉络，即用针刺三次。

【原文】

肉里之脉①令人腰痛，不可以咳，咳则筋缩急②，刺肉里之脉为二，在太阳之外，少阳绝骨之后③。

【注释】

①肉里之脉：王冰注："肉里之脉，少阳所生，则阳维之脉气所发也。"据王冰注文之义，肉里当指分肉穴之里。

②不可以咳，咳则筋缩急：少阳主筋，其脉循胸过季胁，故病则不能咳，咳则相引而痛，且筋脉拘急挛缩。

433

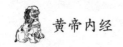
③在太阳之外，少阳绝骨之后：王冰注："如指曰，在太阳之外，少阳绝骨之后也。分肉穴在足外踝直上绝骨之端如后，同身寸之二分，筋肉分间，阳维脉气所发。"按：足少阳在足太阳经的外侧前，故云在太阳之外。以太阳经而论，则分肉穴又在绝骨之后矣。

【语译】

肉里之脉发病使人腰痛，痛得不能咳喇，咳喇则筋脉拘急挛缩，治疗时应刺肉里之脉二次，其穴在足太阳的外前方，足少阳绝骨之端的后面。

【原文】

腰痛侠脊而痛至头几几然①，目欲僵仆，刺足太阳郄中出血。

【注释】

①腰痛侠脊而痛至头几（shū 殳）几然：马莳注："此言腰痛之证，有关于足太阳者，当即其本经而刺之也。足太阳膀胱经之脉，起于目内眦，上额交巅，其直者从巅入络脑，还出别下项，循肩膊内，侠脊抵腰中，故腰痛之疾，有侠脊而痛者至头。"几几然拘强不舒貌。

【语译】

腰痛挟脊背而痛，上连头部拘强不舒，眼睛昏花，时欲跌仆，治疗时应刺足太阳经的委中穴出血。

434

【原文】

腰痛上寒，刺足太阳、阳明；上热，刺足厥阴；不可以俯仰，刺足少阳；中热而喘，刺足少阴[1]，刺郄中出血。

【注释】

[1]腰痛上寒，……刺足少阴：《类经》二十二卷第四十九注："上寒上热，皆以上体言也。寒刺阳经。去阳分之阴邪；热刺厥阴，去阴中之风热也。少阳脉行身之两侧，故俯仰不利者当刺之。少阴主水，水病无以制火，故中热；少阴之脉贯肝膈入肺中，故喘，当刺足之少阴，涌泉、大钟悉主之。"

【语译】

腰痛时上部有寒冷感觉的，应刺足太阳经和足阳明经，以散阳分之阴邪；上部有火热感觉的，应刺足厥阴经，以去阴中之风热；腰痛不能俯仰的，应刺足少阳经，以转枢机关；若内热而喘促的，应刺足少阴经，以壮水制火，并刺委中的血络出血。

【原文】

腰痛，上寒不可顾，刺足阳明；上热，刺足太阴[1]；中热而喘，刺足少阴。大便难，刺足少阴[2]。少腹满，刺足厥阴[3]。如折不可以俯仰，不可举，刺足太阳[4]。引脊内廉，刺足少阴[5]。

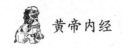

【注释】

①腰痛，……刺足太阴：足阳明脉上络头项，故病则不可以顾。腰痛上寒，为阳分阴邪盛，故刺足阳明以散其阴邪。上热，为阴分阳热盛，故刺足太阴以泻其阳热。王冰注："上寒，阴市主之。……不可以顾，三里主之。……上热，地机主之。"

②大便难，刺足少阴：肾开窍于二阴，肾病关门不利，故大便难，应刺足少阴肾经。王冰注："涌泉主之。"

③少腹满，刺足厥阴：足厥阴脉环阴器抵少腹，故病则少腹胀满，应刺足厥阴经。王冰注："太冲主之。"

④如折不可以俯仰，不可举，刺足太阳：足太阳之脉循腰背，故其病如是，应刺足太阳。王冰注："如折，束骨主之。不可以俯仰，京骨、昆仑悉主之。不可举，申脉、仆参悉主之。"

⑤引脊内廉，刺足少阴：足少阴循行脊内廉，故腰痛引脊内廉者，应刺足少阴经。王冰注："复溜主之。"

【语译】

腰痛时，感觉上部寒冷，头项强急不能回顾的，应刺足阳明经；感觉上部火热的，应刺足太阴经；感觉内里发热兼有气喘的，应刺足少阴经。大便困难的，应刺足少阴经。少腹胀满的，应刺足厥阴经。腰痛有如折断一样不可前后俯仰，不能举动的，应刺足太阳经。腰痛牵引脊骨内侧的，应刺足少阴经。

【原文】

腰痛引少腹控䏚①，不可以仰，刺腰尻交者②，两髁肿③上，以月生死为痏数④，发针立已，左取右，右取左。

【注释】

①控䏚（miǎo 秒）：控，牵引的意思。䏚，季胁之上髂嵴之下空软处。

②腰尻交者：指下髎穴。王冰注："谓髁下尻骨两旁四骨空，左右八穴，俗呼此骨为八髎骨也。此腰痛取腰髁下第四髎，即下髎穴也。足太阴、厥阴、少阳三脉，左右交结于中，故曰腰尻交者也。"

③髁（kē 稞）肿（shèn 申）：髁，即髋骨，由髂骨、坐骨和耻骨组成。肿，指高起丰满的肌肉群，如脊椎两旁或髂嵴以下的肌肉等是。王冰注："两髁肿，谓两髁骨下坚起肉也。"

④以月生死为痏数：即以月亮的圆缺变化作为计算针刺的次数。详见缪刺论。

【语译】

腰痛时牵引少腹上控䏚部，不能后仰的，治疗时应刺腰尻交处的下髎穴，其部位在两踝骨下挟脊两旁的坚肉处，针刺时以月亮的盈缺计算针刺的次数，针后会立即见

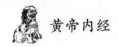

效，并采用左痛刺右侧、右痛刺左侧的方法。

卷第十二

风论篇第四十二

【题解】

本篇论述了风邪的性质、致病特点，以及多种风病的病因、病机、分类、症状和诊察方法。由于专论风之为病，故篇名为"风论"。

【原文】

黄帝问曰：风之伤人也，或为寒热，或为热中^①，或为寒中^②，或为疠风^③，或为偏枯^④，或为风也^⑤。其病各异，其名不同，或内至五藏六府，不知其解，愿闻其说。岐伯对曰：风气藏于皮肤之间，内不得通，外不得泄；风者善行而数变，腠理开则洒然^⑥寒，闭则热而闷，其寒也则衰食饮，其热也则消肌肉，故使人怢栗^⑦而不能食，名曰寒热。风气与阳明入胃，循脉而上至目内眦，其人肥，则风气不得外泄，则为热中而目黄；人瘦，则外泄而寒，则为寒中而泣出。风气与太阳俱入，行诸脉俞，散于分肉之间^⑧，与卫气相干，其道不利，故使肌肉愤䐜^⑨而有疡；

卫气有所凝而不行，故其肉有不仁也。疠者，有⑩荣气热胕⑪，其气不清，故使其鼻柱坏而色败，皮肤疡溃。风寒客于脉而不去，名曰疠风，或名曰寒热⑫。

【注释】

①热中：病名。此指风邪侵入人体，因腠理致密，邪气不得外泄而从热化，表现为身热、目黄的病症。

②寒中：病名。此指腠理疏松之人，感受风邪后，因风性疏泄，阳气外泄，因而出现阴寒性病变，表现为畏寒、泪出的病症。

③疠风：病名。又称"大风"、"癞风"、"大麻风"。即今之麻风病。

④偏枯：病名。亦称"偏瘫"、"半枯"、"半身不遂"。指一侧肢体瘫痪，多见于中风后遗症。

⑤或为风也：风，泛指脑风、目风、内风、首风、肠风、泄风等各种风病。丹波元简："恐'为风'之间有脱字。"可参。

⑥洒（xiǎn 显）然：寒栗貌。

⑦怢（tǔ 突）栗：王冰："振寒貌"。新校正："详'怢栗'全元起本作'失味'，《甲乙经》作'解㑊'。"

⑧分肉之间：肌肉与肌肉之间。又指近骨之肉与骨相分之处。

⑨愤䐜（chēn 嗔）：肿胀。吴崐："愤䐜，肿起也。"

⑩有：《黄帝内经太素》无。

⑪愶：通"腐"。张介宾："愶，腐同。"

⑫或名曰寒热：丹波元简："此衍文，诸注属强解。"

【语译】

黄帝问道：风邪侵犯人体，或引起寒热病，或成为热中病，或成为寒中病，或引起疠风病，或引起偏枯病，或成

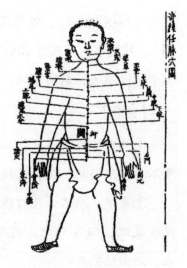

明代高武《针灸聚英》经穴图中的奇经任脉穴图

为其他风病。由于病变表现不同，所以病名也不一样，甚至侵入到五脏六腑，我不知如何解释，愿听你谈谈其中的道理。岐伯说：风邪侵犯人体常常留滞于皮肤之中，使腠理开合失常，经脉不能通调于内，卫气不能发泄于外；然而风邪来去迅速，变化多端，若使腠理开张则阳气外泄而洒淅恶寒，若使腠理闭塞则阳气内郁而身热烦闷，恶寒则引起饮食减少，发热则会使肌肉消瘦，所以使人振寒而不能饮食，这种病称为寒热病。风邪由阳阴经入胃，循经脉上行到目内眦。假如病人身体肥胖，腠理致密，则风邪不能向外发泄，稽留体内郁而化热，形成热中病，症见目珠发黄；假如病人身体瘦弱，腠理疏松，则阳气外泄而感到

畏寒，形成寒中病，症见眼泪自出。风邪由太阳经侵入，遍行太阳经脉及其腧穴，散布在分肉之间，与卫气相搏结，使卫气运行的道路不通利，所以肌肉肿胀高起而产生疮疡；若卫气凝涩而不能运行，则肌肤麻木不知痛痒。疠风病是营气因热而腐坏，血气污浊不清所致，所以使鼻柱蚀坏而皮色衰败，皮肤生疡溃烂。病因是风寒侵入经脉稽留不去，病名叫疠风。

【原文】

以春甲乙伤于风者为肝风①；以夏丙丁伤于风者为心风；以季夏②戊己伤于邪③者为脾风；以秋庚辛中于邪③者为肺风；以冬壬癸中于邪③者为肾风。

【注释】

①以春甲乙伤于风者为肝风：春，春季。甲乙，指甲日与乙日（古代以干支纪日）。春季、甲日、乙日均属木，故于此时伤于风则肝应之，成为肝风。下心风、脾风、肺风、肾风四句按此类推。高世栻："各以五行之时日受邪，而五脏之气应之，则为五脏之风。"

②季夏：指农历六月，即长夏。

③邪：此指风邪。

【语译】

在春季或甲日、乙日感受风邪的，形成肝风；在夏季

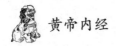
或丙日、丁日感受风邪的，形成心风；在长夏或戊日、己日感受风邪的，形成脾风；在秋季或庚日、辛日感受风邪的，形成肺风；在冬季或壬日、癸日感受风邪的，形成肾风。

【原文】

风中五藏六俯之俞，亦为藏府之风，各入其门户^①，所中则为偏风^②。

【注释】

①门户：指俞穴。

②偏风：义同"偏枯"。《神巧万全方》："指风则谓之偏风，指疾则谓之半身不遂，其肌肉偏小者呼为偏枯。"盖偏枯系风邪偏中于人体一侧所致，言偏风是为了强调病因。吴崐："此明风为偏枯之故。"

【语译】

风邪侵入五脏六腑的俞穴，沿经内传，也可成为五脏六腑的风病。俞穴是机体与外界相通的门户，若风邪入侵，或左或右中于一侧，则成为偏风病。

【原文】

风气循风府而上，则为脑风^①；风入系头^②，则为目风眼寒；饮酒中风，则为漏风^③；入房汗出中风，则为内风^④；新沐^⑤中风，则为首风^⑥；久风入中，则为肠风、飧泄[7]；外在腠理，则为泄风。故风者，百病之长也。至[8]其变化，乃为他病也，无常方，然致有风气也。

【注释】

①脑风：病名。吴崐："脑风，脑痛也。"张杲："脑风，头旋偏痛。"姚止庵："脑风者，风入于脑，触风则头晕微痛，时流清涕，与鼻渊相似也。"可互参。

②系头：丹波元简："《甲乙》注一本作'头系'，……今据《甲乙》注改'头系'。头系，乃头中之目系。"目系，眼球与脑相连的脉络。

③漏风：病名。张介宾："酒性温散，善开玄府，酒后中风则汗漏不止，故曰漏风。《病能论》谓之酒风。"

④内风：病名。张志聪："入房则阴精内竭，汗出则阳气外弛，是以中风则风气直入于内而为内风也。"

⑤沐：洗头。

⑥首风：病名。张志聪："以水灌首曰沐。新沐则首之毛腠开，中风则风入于首之皮肤，而为首风也。"

⑦久风入中，则为肠风、飧（sūn 孙）泄：中，指胃肠。肠风，病名，多因风热或湿热蕴结大肠，损伤阴络所致，常见大便下血如溅，血色鲜红等症。飧泄，病名，指泄泻写谷不化，因脾胃气虚阳弱，或风、湿、寒、热诸邪客犯肠胃所致。张介宾："久风不散，传变而入于肠胃之中，热则为肠风下血，寒则水谷不化而为飧泄泻痢。"

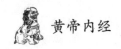
⑧至：《甲乙经》卷十第二上、《黄帝内经太素》卷二十八诸风数类并作"故"。义胜。

【语译】

风邪由风府穴上行入脑，就成为脑风病；风邪侵入头部累及目系，就成为目风病，两眼畏惧风寒；饮酒之后感受风邪，成为漏风病；行房汗出时感受风邪，成为内风病；刚洗过头时感受风邪，成为首风病；风邪久留不去，内犯肠胃，则形成肠风或飧泄病；风邪停留于腠理，则成为泄风病。所以，风邪是引起多种疾病的首要因素。故当它侵入人体而产生变化，就能引起其他疾病，且无一定的常规，然而总不外是风邪入侵所致。

【原文】

帝曰：五藏风之形状不同者何？愿闻其诊及其病能①。岐伯曰：肺风之状，多汗恶风，色䶌②然白，时咳短气，昼日则差③，暮则甚，诊在眉上④，其色白。心风之状，多汗恶风，焦绝⑤，善怒吓⑥，赤色，病甚则言不可快，诊在口⑦，其色赤。肝风之状，多汗恶风，善悲，色微苍，嗌干善怒，时憎女子，诊在目下，其色青。脾风之状，多汗恶风，身体怠惰，四支不欲动，色薄微黄，不嗜食，诊在鼻上⑧，其色黄。肾风之状，多汗恶风，面痝然⑨浮肿，脊痛⑩不能正立，其色炲⑪，隐曲不利⑫，诊在肌⑬上，其色黑。胃风之状，颈多汗，恶风，食饮不下，鬲塞不通，

444

腹善满，失衣则䐜胀，食寒则泄，诊形瘦而腹大。首风之状，头面多汗⑭，恶风，当先风一日则病甚，头痛不可以出内，至其风日，则病少愈。漏风之状，或多汗，常不可单衣，食则汗出，甚则身汗⑮，喘息恶风，衣常⑯濡，口干善渴，不能⑰劳事。泄风之状，多汗，汗出泄衣上，口中干，上渍⑱，其风不能⑲劳事，身体尽痛则寒。帝曰：善！

【注释】

①病能（tài 态）：能，通"态"。病能，即病态。

②皏：（pěng 捧）：浅白色。

③差（chài 瘥）：同"瘥"。病势减轻。

④眉上：指两眉间之处，亦称阙中，为肺在面部的望诊部位。

⑤焦绝：因津血枯焦而唇舌焦燥的意思。

⑥善怒吓（hè 贺）：吓，怒叱声。善怒吓，即易发怒。

⑦口：《素问直解》作"舌"，高世栻："舌，旧本讹口，今改。"

⑧鼻上：即鼻准，为脾在面部的望诊部位。

⑨胇（máng 芒）然：臃肿貌。

⑩脊痛：《甲乙经》卷十第二上、《黄帝内经太素》卷二十八诸风状论并作"腰脊痛"。

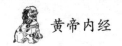

⑪炲（tái 台）：煤烟灰。

⑫隐曲不利：此指小便不利。

⑬肌：《黄帝内经太素》卷二十八诸风状论作"颐"。杨上善："颐上，肾部也。有本为'肌上'，误也。"

⑭头面多汗：《甲乙经》卷十第二上作"头痛，面多汗"。

⑮身汗：《素问直解》作"自汗"。高世栻："自汗，旧本讹'身汗'，今改。"

⑯常：《黄帝内经太素》卷二十八诸风状论作"裳"。

⑰能（nài 耐）：通"耐"。

⑱上渍：腰以上多汗如水渍一样。

【语译】

黄帝问道："五脏风证的临床表现有何不同？希望你讲讲诊断要点和病态表现。岐伯回答道：肺风的症状，是多汗恶风，面色淡白，不时咳嗽气短，白天减轻，傍晚加重，诊察时要注意眉上部位，往往眉间可出现白色。心风的症状，是多汗恶风，唇舌焦燥，容易发怒，面色发红，病重则言语謇涩，诊察时要注意舌部，往往舌质可呈现红色。肝风的症状，是多汗恶风，常悲伤，面色微青，咽喉干燥，易发怒，有时厌恶女性，诊察时要注意目下，往往眼圈可发青色。脾风的症状，是多汗恶风，身体疲倦，四肢懒于活动，面色微微发黄，食欲不振，诊察时要注意鼻尖部，往往鼻尖可出现黄色。肾风的症状，是多汗恶风，颜面㿠然而肿，腰脊痛不能直立，面色黑如煤烟灰，小便不利，诊察时要注意颐部，往往颐部可出现黑色。胃风的症状，是颈部多汗，恶风，吞咽饮食困难，隔塞不通，腹部易作胀满，如少穿衣，腹即膜胀，如吃了寒凉的食物，就发生泄泻，诊察时可见形体瘦削而腹部胀大。首风的症状，是

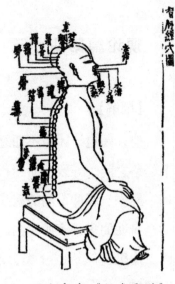

明代高武《针灸聚英》经穴图中的督脉经穴图

头痛，面部多汗，恶风，每当起风的前一日病情就加重，以至头痛得不敢离开室内，待到起风的当日，则痛势稍轻。漏风的症状，是汗多，不能少穿衣服，进食即汗出，甚至自汗出，喘息恶风，衣服常被汗浸湿，口干易渴，不耐劳动。泄风的症状，是多汗，汗出湿衣，口中干燥，上半身汗出如水渍一样，不耐劳动，周身疼痛发冷。黄帝道：讲得好！

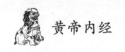

痹论篇第四十三

【题解】

痹，闭也，闭阻不通之义。痹病为邪气侵袭于肌肉骨节经络之间，导致气血运行不畅或闭阻不通，引起肢节疼痛、麻木、屈伸不利的病症；还包括邪气入于脏腑所引起的全身性的多种疾病在内。由于本篇系统论述了痹病的病因、病机、症状、分类、治法和预后等，所以篇名叫做"痹论"。

【原文】

黄帝问曰："痹之安生？岐伯对曰，风寒湿三气杂至，合而为痹也。其风气胜者为行痹①；寒气胜者为痛痹②，湿气胜者为著痹③也。

帝曰：其有五者何也？岐伯曰：以冬遇此者为骨痹；以春遇此者为筋痹；以夏遇此者为脉痹；以至阴④遇此者为肌痹；以秋遇此者为皮痹。

【注释】

①行痹：以肢节游走性疼痛为特点。因"风者善行而数变"，所以风气胜者为行痹，亦称"风痹"。

②痛痹：以疼痛较重而部位固定为特点。此病因寒邪

448

偏胜所致，故亦称"寒痹"。寒性收引凝滞，气血得寒则凝涩不通，故疼痛较剧。

③著痹：著，"着"的本字。留着难去之义。著痹以疼痛较轻，肢体沉重，或顽麻不仁为特点。此病以湿邪偏胜所致，故亦称"湿痹"。湿性重着粘滞，故肢节酸重，病程缠绵。

④至阴：指长夏。

【语译】

黄帝问道：痹病是怎样产生的？岐伯回答说：由风、寒、湿三种邪气杂合伤人而形成痹病。其中风邪偏胜的叫行痹，寒邪偏胜的叫痛痹，湿邪偏胜的叫着痹。

黄帝问道：痹病又可分为五种，为什么？岐伯说：在冬天得病的称为骨痹；在春天得病的称为筋痹；在夏天得病的称为脉痹；在长夏得病的称为肌痹；在秋天得病的称为皮痹。

【原文】

帝曰：内舍①五藏六府，何气使然？岐伯曰：五藏皆有合②，病久而不去者，内舍于其合也。故骨痹不已，复感于邪，内舍于肾；筋痹不已，复感于邪，内舍于肝；脉痹不已，复感于邪，内舍于心；肌痹不已，复感于邪，内舍于脾；皮痹不已，复感于邪，内舍于肺。所谓痹者，各以其时重感于风寒湿之气也。

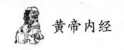

【注释】

①内舍：舍，稽留。内舍，即病邪侵入机体后稽留于体内的意思。

②五藏皆有合：合，应合。指五脏都有与其相应合的组织器官。如《素问·五藏生成篇》所说的："心之合脉也，……肺之合皮也，……肝之合筋也，……脾之合肉也，……肾之合骨也。"即属此义。

【语译】

黄帝问道：痹病的病邪又有内侵而累及五脏六腑的，是什么道理？岐伯说：五脏都有与其相合的组织器官，若病邪久留不除，就会内犯于相合的内脏。所以，骨痹不愈，再感受邪气，就会内舍于肾；筋痹不愈，再感受邪气，就会内舍于肝；脉痹不愈，再感受邪气，就会内舍于心；肌痹不愈，再感受邪气，就会内舍于脾；皮痹不愈，再感受邪气，就会内舍于肺。总之，这些内脏痹症是各脏在所主季节里重复感受了风、寒、湿气所造成的。

【原文】

凡痹之客五藏者：肺痹者，烦满喘而呕。心痹者，脉不通，烦则心下鼓①，暴上气而喘，嗌干善噫，厥气上则恐。肝痹者，夜卧则惊，多饮数②小便，上为引如怀③。肾痹者，善胀，尻以代踵，脊以代头④。脾痹者，四支解堕，发咳呕汁，上为大塞。肠痹者，数饮而出不得，中气喘争⑤，时发飧泄。胞痹⑥者，少腹膀胱按之内痛，若沃⑦以汤，涩于小便，上为清涕。

【注释】

①心下鼓：心下鼓动，即心悸。

②数（suò 朔）：屡次；频繁。

③上为引如怀：谓肝脉牵引少腹作痛，痛如怀孕之状。马莳："上引少腹而痛，如怀妊之状也。"

④尻以代踵（zhǒng 肿），脊以代头：踵，足跟。尻以代踵，谓足不能行，行步时臀部着地。脊以代头，谓脊柱曲屈高耸于头部，呈驼背畸形。

⑤中气喘争：指腹中有气攻窜而肠鸣。

⑥胞痹：即膀胱痹。张介宾："胞，膀胱之脬也。"

⑦沃：灌。

【语译】

凡痹病侵入到五脏，症状各有不同：肺痹的症状是烦闷胀满，喘逆呕吐。心痹的症状是血脉不通畅，烦躁则心悸，突然气逆上壅而喘息，咽干，易嗳气，厥逆气上则引起恐惧。肝痹的症状是夜眠多惊，饮水多而小便频数，疼痛循肝经由上而下牵引少腹如怀孕之状。肾痹的症状是腹部易作胀，骨萎而足不能行，行步时臀部着地，脊柱曲屈畸形，高耸过头。脾痹的症状是四肢倦怠无力，咳嗽，呕

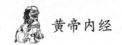

吐清水，上腹部痞塞不通。肠痹的症状是频频饮水而小便困难，腹中肠鸣，时而发生完谷不化的泄泻。膀胱痹的症状是少腹膀胱部位按之疼痛，如同灌了热水似的，小便涩滞不爽，上部鼻流清涕。

【原文】

阴气①者，静则神藏，躁则消亡。饮食自倍，肠胃乃伤。淫气②喘息，痹聚在肺；淫气忧思，痹聚在心；淫气遗溺，痹聚在肾；淫气乏竭③，痹聚在肝；淫气肌绝，痹聚在脾。诸痹不已，亦益内④也。其风气胜者，其人易已也。

【注释】

①阴气：指五脏之精气。脏为阴，故称其精气为阴气。

②淫气：指致痹之邪气。

③乏竭：阴血亏耗，疲乏力竭的意思。

④益内：病变进一步向内发展。益，更加。

【语译】

五脏精气，安静则精神内守，躁动则易于耗散。若饮食过量，肠胃就要受损。致痹之邪引起呼吸喘促，是痹发生在肺；致痹之邪引起忧伤思虑，是痹发生在心；致痹之邪引起遗尿，是痹发生在肾；致痹之邪引起疲乏衰竭，是痹发生在肝；致痹之邪引起肌肉瘦削，是痹发生在脾。总之，各种痹病日久不愈，病变就会进一步向内深入。其中风邪偏盛的容易痊愈。

【原文】

帝曰：痹，其时有死者，或疼久者，或易已者，其故何也？岐伯曰：其入藏者死，其留连筋骨间者疼久，其留皮肤间者易已。

帝曰：其客于六府者，何也？岐伯曰：此亦①其食饮居处，为其病本也。六府亦各有俞，风寒湿气中其俞，而食饮应之，循俞而入，各舍其府也。

帝曰：以针治之奈何？岐伯曰：五藏有俞②，六府有合③，循脉之分，各有所发，各随其过，则病瘳④也。

【注释】

①亦：此后《黄帝内经太素》卷二十八痹论有"由"字。

②俞：针灸穴位分类名。指井、荥、输、经、合五类穴位中的输穴。

③合：针灸穴位分类名。指井、荥、输、经、合五类穴位中的合穴。

④瘳（chōu 抽）：病愈。

【语译】

黄帝问道：患了痹病后，有的死亡，有的疼痛经久不

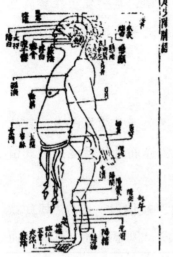

明代高武《针灸聚英》
经穴图中的足少阳胆经图

愈，有的容易痊愈，这是什么缘故？岐伯说：痹邪内犯到五脏则死，痹邪稽留在筋骨间的则疼久难愈，痹邪停留在皮肤间的容易痊愈。

黄帝问道：痹邪侵犯六腑是何原因？岐伯说：这也是以饮食不节、起居失度为导致腑痹的根本原因。六腑也各有俞穴，风寒湿邪在外侵及它的俞穴，而内有饮食所伤的病理基础与之相应，于是病邪就循着俞穴入里，留滞在相应的腑。

黄帝问道：怎样用针刺治疗呢？岐伯说：五脏各有输穴可取，六腑各有合穴可取，循着经脉所行的部位，各有发病的征兆可察，根据病邪所在的部位，取相应的输穴或合穴进行针刺，病就可以痊愈了。

【原文】

帝曰：荣卫之气，亦令人痹乎？岐伯曰：荣者，水谷之精气也，和调于五藏，洒陈①于六府，乃能入于脉也，故循脉上下，贯五藏，络六府也。卫者，水谷之悍气也，其气慓疾滑利②，不能入于脉也，故循皮肤之中，分肉之间，熏于肓膜③，散④于胸腹。逆其气则病，从其气则愈。不与风寒湿湿气合，故不为痹。帝曰：善！

【注释】

①洒陈：散布的意思。

②慓疾滑利：慓疾，急疾的意思。慓疾滑利，形容卫气运行急疾而滑利。

③肓膜：指体腔内脏之间及肌肉纹理之间的筋膜。张介宾："凡腔腹肉理之间，上下空隙之处，皆谓之肓。……膜，筋膜也。"

④散：《甲乙经》卷十第一上作聚"。

【语译】

黄帝问道：营卫之气亦能使人发生痹病吗？岐伯说：营是水谷所化生的精气，它平和协调地运行于五脏，散布于六腑，然后汇入脉中，所以营气循着经脉上下运行，起到连贯五脏，联络六腑的作用。卫是水谷所化生的悍气，它流动迅疾而滑利，不能进入脉中，所以循行于皮肤肌肉之间，熏蒸于肓膜之间，敷布于胸腹之内。若营卫之气的循行逆乱，就会生病，只要营卫之气顺从和调了，病就会痊愈。总的来说，营卫之气若不与风寒邪相合，则不会引起痹病。黄帝说：讲得好！

【原文】

痹，或痛，或不痛，或不仁，或寒，或热，或燥，或

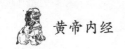

湿，其故何也？岐伯曰：痛者，寒气多也，有寒，故痛也。其不痛、不仁者，病久入深，荣卫之行涩，经络时疏①，故不通②；皮肤不营，故为不仁。其寒者，阳气少，阴气多，与病相益③，故寒也。其热者，阳气多，阴气少，病气胜，阳遭阴④，故为痹热。其多汗而濡者，此其逢湿甚也，阳气少，阴气盛，两气相感，故汗出而濡也。

【注释】

①疏：空虚的意思。

②通：《黄帝内经太素》卷二十八痹论、《甲乙经》卷十第一下并作"痛"。义胜。

③益：增益、增加、助长的意思。

④病气胜，阳遭阴：遭，《甲乙经》卷十第一下作"乘"。张琦从之，并注云："本阳气多，复遇风胜，两阳相合而乘阴，故热也。"

【语译】

痹病，有的疼痛，有的不痛，有的麻木不仁，有的表现为寒，有的表现为热，有的皮肤干燥，有的皮肤湿润，这是什么缘故？岐伯说：痛是寒邪偏胜，有寒所以才痛。不痛而麻木不仁的，系患病日久，病邪深入，营卫之气运行涩滞，致使经络中气血空虚，所以不痛；皮肤得不到营养，所以麻木不仁。表现为寒象的，是由于机体阳气不足，阴气偏盛，阴气助长寒邪之势，所以表现为寒象。表现为热象的，是由于机体阳气偏盛，阴气不足，偏胜的阳气与偏胜的风邪相合而乘阴分，所以出现热象。多汗而皮肤湿润的，是由于感受湿邪太甚，加之机体阳气不足，阴气偏盛，湿邪与偏盛的阴气相合，所以汗出而皮肤湿润。

【原文】

帝曰：夫痹之为病，不痛何也？岐伯曰：痹在于骨则重；在于脉则血凝而不流；在于筋则屈不伸；在于肉则不仁；在于皮则寒。故具此五者，则不痛也。凡痹之类，逢寒则虫①，逢热则纵②。帝曰：善！

【注释】

①虫：《黄帝内经太素》卷二十八痹论、《甲乙经》卷十第一下均作"急"，拘急之义，与下句"纵"字对应为是。

②纵：弛缓。

【语译】

黄帝问道：痹病而不甚疼痛的是什么缘故？岐伯说：痹发生在骨则身重；发生在脉则血凝涩而不畅；发生在筋则屈曲不能伸；发生在肌肉则麻木不仁；发生在皮肤则寒冷。如果具有这五种情况，就不甚疼痛。凡痹病一类疾患，遇寒则筋脉拘急，遇热则筋脉弛缓。黄帝道：讲得好！

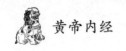

痿论篇第四十四

【题解】

痿，是指肢体软弱无力，不能随意活动，日久肌肉萎缩的病症。本篇以五脏与五体相合的理论为根据，分别论述了痿躄、脉痿、筋痿、肉痿、骨痿等五种痿症的病因、病机、症候、鉴别要点及治疗原则，所以篇名叫做"痿论"。

【原文】

黄帝问曰：五脏使人痿①何也？岐伯对曰：肺主身之皮毛，心主身之血脉，肝主身之筋膜②，脾主身之肌肉，肾主身之骨髓。故肺热叶焦，则皮毛虚弱急薄，著则生痿躄也③。心气热，则下脉厥而上，上则下脉虚，虚则生脉痿，枢折挈，胫纵而不任地也④。肝气热，则胆泄口苦筋膜干，筋膜干则筋急而挛，发为筋痿⑤。脾气热，则胃干而渴，肌肉不仁，发为肉痿⑥。肾气热，则腰脊不举，骨枯而髓减，发为骨痿⑦。

【注释】

①痿：病名。由于致病原因以及邪侵的部位不同，又分各种痿症。

②筋膜：《类经》十七卷第七十一注："盖膜犹幕也，凡肉里脏腑之间，其成片联络薄筋，皆谓之膜，所以屏障血气者也。凡筋膜所在之处，脉络必分，血气必聚。"

③故肺热叶焦，……著则生痿躄（bì 壁）也：肺中有热，则津液耗伤，故肺叶焦槁。肺主身之皮毛，肺热津伤不能输精于皮毛，则皮毛虚弱拘急不适。热气日久留著于肺，则气血津液不能敷布，筋脉骨肉无以滋养，故发生足弱不能行走的痿症。焦，燥也。薄，迫也。躄，足弱不能行走。

④心气热，……胫纵而不任地也：《类经》十七卷第七十一注："心气热则火独上炎，故三阴在下之脉，亦皆厥逆而上，上逆则下虚，乃生脉痿。脉痿者，凡四肢关节之处，如枢纽之折，而不能提挈，足胫纵缓，而不能任地也。"枢，此指四肢关节之处，其动如枢纽，故名。挈，提的意思。

⑤肝气热，……发为筋痿：肝合胆，肝气热则胆汁溢泄，故口苦；肝主身之筋膜，肝热耗伤阴血，筋膜失养，故筋膜干燥，拘急挛缩，发为筋痿症。

⑥脾气热，……发为肉痿：脾合胃，开窍于口，脾气热则胃液受灼，故胃中干燥。津液不足，故口渴。脾主肌肉四肢，脾热津亏，四肢肌肉失养，故发为肌肉不仁、四肢痿弱的肉痿症。

459

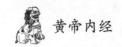

⑦肾气热，……发为骨痿：肾藏精，主骨，生髓，腰为肾之府，其脉贯脊，肾气热则耗精，精髓不足，骨失所养，故骨枯髓减而腰脊不举，发为痿软无力的骨痿症。

【语译】

黄帝问道：五脏能使人发生痿症是什么道理呢？岐伯回答说：肺主全身的皮毛，心主全身的血脉，肝主全身的筋膜，脾主全身的肌肉，肾主全身的骨髓。所以肺中有热，则津液耗伤而肺叶干燥，肺不能输精于皮毛，则皮毛虚弱急迫不适，热气日久留着于肺，则发生下肢痿弱不能行走的痿躄症。心气热，则下部之脉厥而上行，上行则下部脉虚，脉虚则发生脉痿，四肢关节弛缓如折，不能提举，足胫纵缓不能站立于地。肝气热，则胆汁外泄而口苦，阴血耗伤不能滋养筋膜而使其干燥，筋膜干燥则筋脉拘急而挛缩，发为筋痿症。脾气热，则耗伤胃中津液而口渴，肌肉失于营养而麻痹不仁，发为肉痿症。肾气热，则精液耗竭，髓减骨枯而腰脊不能举动，发为骨痿症。

【原文】

帝曰：何以得之？岐伯曰：肺者，脏之长也①，为心之盖也，有所失亡②，所求不得，则发肺鸣，鸣则肺热叶焦。故曰：五脏因肺热叶焦，发为痿躄。此之谓也。悲哀太甚，则胞络绝③，胞络绝则阳气内动，发则心下崩、数溲血也④。故《本病》⑤曰：大经空虚，发为脉痹，传为脉痿。思想无穷，所愿不得，意淫于外，入房太甚，宗筋⑥弛纵，发为筋痿，及为白淫⑦。故《下经》⑧曰："筋痿者，生于肝，使内⑨也。有渐⑩于湿，以水为事，若有所留，居处相湿，肌肉濡渍⑪，痹而不仁，发为肉痿。故《下经》曰：肉痿者，得之湿地也。有所远行劳倦，逢大热而渴，渴则阳气内伐⑫，内伐则热舍于肾，肾者水脏也，今水不胜火，则骨枯而髓虚，故足不任身，发为骨痿。故《下经》曰：骨痿者，生于大热也。

【注释】

①肺者，脏之长也：肺居心上，为五脏六腑之华盖，朝百脉而行气于脏腑，故为脏腑之长。

②失亡：此指事不随心的意思。

③胞络绝：胞络，说法不一。杨上善、王冰、高士宗指为心包络；马莳、吴崐、张介宾指为女子胞宫络脉；张志聪指为冲脉。当以心包络为是。胞络绝，即心包络阻绝不通。

④悲哀太甚，……数溲血也：诸注不同。《太素》卷二十五五脏痿注："心悲哀太甚，则令心上胞络脉绝，手少阳气内动有伤，心下崩损，血循手少阳脉下尿血。"王冰注："悲则心系急，肺布叶举，而上焦不通，荣卫不散，热气在中，故胞络绝而阳气内鼓动，发则心下崩数溲血也。心下崩，谓心包内崩而下血也。"高士宗注："悲哀太

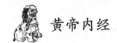

甚，则心气内伤，故包络绝。包络，心包之络也。包络绝，则血外溢，而阳热之气内动，其发病也，则心气下崩。下崩则数溲血也。"今从高士宗注。盖悲哀太甚则心气内伤，包络阻绝不通，阳气鼓动于内，致使络破血溢，流于膀胱，随小便而出也。崩，败坏也。《论语》阳货云："三年不为乐，乐必崩。"

⑤《本病》：王冰注："古经论篇名也。"刘衡如按："《本病论》乃本书卷二十一第七十三篇篇名，已亡佚。王注未能确指。"

⑥宗筋：筋的会集处。又，前阴亦称宗筋。详见后节按语。

⑦白淫：指男子败精淋、白浊及女子带下之类的疾病。王冰注："白淫，谓白物淫衍，如精之状，男子因溲而下，女子阴器中绵绵而下也。"

⑧《下经》：王冰注："上古之经名也。"已亡佚。

⑨使内：浸渍的意思。《诗经》："渐车帷裳"。

⑩渐：指房事。

⑪濡渍：浸润的意思。

⑫伐：攻伐的意思。

【语译】

黄帝说：痿病是怎样发生的呢？岐伯说：肺为诸脏之长，又为心的上盖，遇有失意的事情，或个人的要求没能达到目的，则肺气郁而不畅，发生肺气喘鸣，喘鸣则气郁为热，致使肺叶干燥，不能敷布营卫气血。所以说，五脏都是因肺热叶焦得不到营养，而发为痿躄症，就是这个意思。悲哀太过则心系急，心包之络脉阻绝不通，则阳气不能外达而鼓动于内，致使心下崩损，络血外溢，时常小便尿血。所以《本病》上说：大的经脉空虚，则发生脉痹，最后转变为脉痿。思想贪欲无穷，愿望又不能达到，意志淫泆于外，房劳过伤于内，致使宗筋弛缓，发为筋痿，以及白淫之病。所以《下经》上说：筋痿之病生于肝，由于房劳过度所致。经常被水湿浸渍，以临水工作为职业，水湿有所留滞，或居处潮湿，肌肉经常受湿邪浸害，久则肌肉麻痹不仁，发生肉痿。所以《下经》上说：肉痿症，是久居湿地造成的。由于远行过于劳累，又适遇气候炎热，汗多伤津而致口渴，津伤口渴则阳气内盛而热气内攻，内攻则热气侵舍于肾，肾属水脏，今水不能胜过火热的攻伐，则骨枯槁而髓空虚，以致两足不能支持身体，发为骨痿症。所以《下经》上说：骨痿症，是由于大热造成的。

【原文】

帝曰：何以别之？岐伯曰：肺热者色白而毛败，心热者色赤而络脉溢，肝热者色苍而爪枯，脾热者色黄而肉蠕动①，肾热者色黑而齿槁。

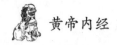

黄帝内经

【注释】

①肉蠕（rú儒）动：指肌肉微微掣动如虫行。蠕，虫行貌，微动也。

【语译】

黄帝说：五种痿症如何区别呢？岐伯说：肺脏有热的，面色发白而毛发败坏。心脏有热的，面色发赤而络脉充溢。肝脏有热的，面色发青而爪甲枯槁。脾脏有热的，面色发黄而肌肉蠕动。肾脏有热的，面色发黑而牙齿焦槁。

【原文】

帝曰：如夫子言可矣，论言①治痿者独取阳明何也？岐伯曰：阳阳者，五脏六腑之海，主润宗筋，宗筋主束骨而利机关也②。冲脉者，经脉之海也，主渗灌溪谷③，与阳明合于宗筋④，阴阳总宗筋之会，会于气街，而阳明为之长，皆属于带脉，而络于督

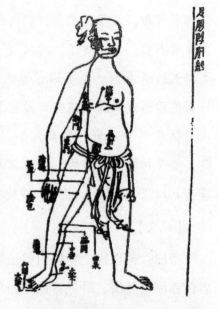

明代高武《针灸聚英》经穴图中的足厥阴肝经图

464

脉⑤。故阳明虚则宗筋纵，带脉不引，故足痿不用也⑥。

【注释】

①论言：论，一指古代某种医论书籍，吴崐注："论，亦古论也。"一指《灵枢》根结篇，《类经》十七卷第七十一注："论言者，即根结篇曰：痿疾者取之阳明。"当以前说为是。

②阳明者，……宗筋主束骨而利机关也：《类经》十七卷第七十一注：阳明，胃脉也，主纳水谷化气血，以滋养表里，故为五脏六腑之海，而下润宗筋。宗筋者，前阴所聚之筋也，为诸筋之会，凡腰脊溪谷之筋，皆属于此，故主束骨而利机关也。"机关，指大关节而言。

③渗灌溪谷：渗灌，渗透灌溉。溪谷，气穴论王冰注："肉之大会为谷，肉之小会为溪。"

④与阳明合于宗筋：冲脉起于气街，并少阴之经挟脐上行，阳明脉则挟脐两旁下行，二脉在宗筋相会合。

⑤阴阳总宗筋之会，……而络于督脉：《类经》十七卷第七十一注："宗筋聚于前阴，前阴者，足之三阴、阳明、少阳及冲、任、督、睭，九脉之所会也。九者之中，则阳明为五脏六腑之海，冲为经脉之海，此一阴一阳，总乎其间，故曰阴阳总宗筋之会也。会于气街者，气街为阳明之正脉，故阳明独为之长。带脉者，起于季胁，围身一周。督脉者，起于会阴，分三岐为任冲而上行腹背，故诸

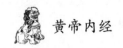

经者，皆连属于带脉，支络于督脉也。"

⑥故阳明虚则宗筋纵，带脉不引，故足痿不用也：阳明多气多血，为五脏六腑之海，阳明虚则气血少，不能润养宗筋，则宗筋纵缓，纵缓则带脉不能收引，故足痿而不用。此所以治痿独取阳明之故也。

【语译】

黄帝说：先生所谈的痿症我认为是很好的，但医论上说治痿症应独取阳明，是什么道理呢？岐伯说：阳明属胃，是五脏六腑营养的源泉，能够润养宗筋，宗筋主约束骨骼而使关节滑利。冲脉为十二经脉之海，主输送营养以渗灌滋养肌腠，与阳明经会合于宗筋，故此阴阳二脉总统宗筋诸脉，会合于气街，气街为阳明脉气所发，故阳明为诸经的统领，它们又都连属于带脉，而络系于督脉，所以阳明胃脉亏虚则宗筋纵缓，带脉也不能收引，因而两足痿弱不用。

【原文】

帝曰：治之奈何？岐伯曰：各补其荥而通其俞①，调其虚实，和其逆顺，筋脉骨肉，各以其时受月②，则病已矣。帝曰：善。

【注释】

①各补其荥而通其俞：荥、俞，是经脉在手足末端的

位穴，诸经所留为荥，所注为俞。《类经》十七卷第七十一注："补者，所以致气；通者，所以行气。上文云独取阳明，此复云各补其荥而通其俞，盖治痿者，当取阳明，又必察其所受之经而兼治之也。如筋痿者，取阳明厥阴之荥俞；脉痿者，取阳明少阴之荥俞；肉痿、骨痿亦然。"

②筋脉骨肉，各以其时受月：王冰注："时受月，谓受气之时月也。如肝旺甲乙，心旺丙丁，脾旺戊己，肺旺庚辛，肾旺壬癸，皆旺气法也。时受月，则正谓五常受气月也。"马莳注："盖筋脉骨肉，各以其时而有受病之月，如肝受病于春为筋痿，心受病于夏为脉痿，脾受病于至阴为肉痿，肺受病于秋为皮痿，肾受病于冬为骨痿。"张志聪注："按诊要经终篇曰：正月二月，人气在肝；三月四月，人气在脾；五月六月，人气在头；七月八月，人气在肺；九月十月，人气在心；十一月十二月，人气在肾。故春刺散俞，夏刺络俞，秋刺皮肤，冬刺俞窍，春夏秋冬，各有所刺。谓各随其五脏受气之时月，察其浅深而取之，如皮痿者治皮，而骨痿者刺骨也。"上说当合参。

【语译】

黄帝说：怎样治疗呢？岐伯说：要根据不同情况，诊察其受病之经而治之，补其荥穴以致气，通其俞穴以行气，再以不同的手法，调其正邪的虚实，和其病情的逆顺，并根据各脏腑受气的时月，治疗筋脉骨肉的痿症，病

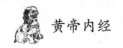

就可以痊愈。黄帝说：好。

厥论篇第四十五

【题解】

厥症是阴阳失调，气机逆乱所致的病症。《内经》有关厥症的论述散见于四十余篇之中，由于本篇比较集中地论述了厥症的成因、分类、病机、症候等问题，是论厥症的专篇，所以篇名为"厥论"。

【原文】

黄帝问曰：厥①之寒热者何也？岐伯对曰：阳气衰于下，则为寒厥；阴气衰于下，则为热厥②。

帝曰：热厥之为热也，必起于足下者何也？岐伯曰：阳气起于足五指之表，阴脉者集于足下而聚于足心，故阳气胜则足下热也③。

帝曰：寒厥之为寒也，必从五指而上于膝者何也？岐伯曰：阴气起于五指之里，集于膝下而聚于膝上，故阴气胜则从五指至膝上寒④，其寒也，不从外，皆从内也。

【注释】

①厥：此指气逆所致足寒、足热之厥。王冰注："厥，谓气逆上也。"

②阳气衰于下，……则为热厥：王冰注："阳，谓足之三阳脉。阴，谓足之三阴脉。下，谓足也。"盖三阳脉气衰于下，则阳气少阴气盛，阴盛则寒，故发为寒厥。三阴脉气衰于下，则阴气少阳气盛，阳盛则热，故发为热厥。

③阳气起于足五指之表，……故阳气胜则足下热也：王冰注："大约而言之，足太阳脉出于足小指之端外侧，足少阳脉出于足小指次指之端，足阳明脉出于足中指及大指之端，并循足阳而上，肝脾肾脉集于足下，聚于足心，阴弱故足下热也。"盖阴气弱则阳气胜，阳胜则热，故热厥之热从足下开始发生。指与趾通。

④阳气起于五指之里，……故阴气胜则从五指至膝上寒：王冰注："亦大约而言之也，足太阴脉起于足大指之端内侧，足厥阴脉起于足大指之端三毛中，足少阴脉起于足小指之下斜趋足心，并循足阴而上循股阴入腹，故云集于膝下而聚于膝之上也。"阳气虚则阴气胜，阴胜则寒，故寒冷从五趾开始至于膝上。

【语译】

黄帝问道：厥症有寒厥和热厥，它们是怎样发生的？岐伯回答说：阳气衰于下的，则发为寒厥；阴气衰于下的，则发为热厥。

黄帝说：热厥症的发热，必先起于足下是什么原因

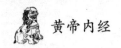

呢？岐伯说：阳气起于足五趾的表面，阴气则集中在足下而会聚于足心，今阴气虚而阳气胜，故足下先热。

黄帝说，寒厥症的寒冷，必先从足五趾开始向上冷到膝部，这又是什么原因呢？岐伯说：阴气起于足五趾内侧，集中于膝下而聚会于膝上，今阳气虚而阴气胜，故寒冷从足五趾上行到膝部，这种寒冷，不是由体外侵入的寒邪所致，则是由于体内的阳虚所致。

【原文】

帝曰：寒厥何失而然也？岐伯曰：前阴者，宗筋之所聚，太阴阳明之所合也①。春夏则阳气多而阴气少，秋冬则阴气盛而阳气衰。此人者质壮，以秋冬夺于所用②，下气上争不能复③，精气溢下，邪气因从之而上也，气因于中，阳气衰④，不能渗营其经络，阳气日损，阴气独在，故手足为之寒也。

【注释】

①前阴者，宗筋之所聚，太阴阳明之所合也：《太素》卷二十六寒热厥注："宗，总也。人身大筋总聚以为前阴也。手太阴脉络大肠，循胃口，足太阴脉络胃，手阳明脉属大肠，足阳明脉属胃，手足阴阳之脉，皆主水谷，共以水谷之气资于诸筋，故令足太阴、足少阴、足厥阴、足阳明等诸脉聚于阴器，以为宗筋，故宗筋太阴阳明之所合也。"王冰注："宗筋侠脐，下合于阴器，故云前阴者宗筋

之所聚也。太阴者，脾脉。阳明者，胃脉。脾胃之脉，皆辅近宗筋，故云太阴阳明之所合。"宗筋，详见痿论注。

②以秋冬夺于所用：《类经》十五卷第三十四注："质壮者有所恃，当秋冬阴胜之时，必多情欲之用，以夺肾中之精气。"

③下气上争不能复：《类经》十五卷第三十四注："精虚于下，则取足于上，故下气上争也。去者太过，生者不及，故不能复也。"争，《说文》："引也。"段注："凡言争者，谓引之使归于己也。"

④气因于中，阳气衰：指阴寒邪气逆而上行，因而停聚于中焦，使阳气日渐虚衰。《太素》卷二十六寒热厥注："寒邪之气因虚上乘，以居其中，以寒居中，阳气衰虚。"《类经》十五卷第三十四注："阳气者，即阳明胃气也。"

⑤不能渗营其经络：《类经》十五卷第三十四注："四肢皆禀气于胃，故阳虚于中，则不能渗营经络。"渗营，渗灌营养之意。

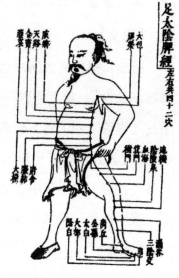

明代张介宾《类经图翼》经穴图之足太阴脾经

471

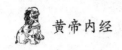

【语译】

黄帝说：寒厥是由于怎样失误而造成的呢？岐伯说：前阴是宗筋所聚之处，也是足太阴和足阳明经脉所会合的地方。人身的阴阳变化，一般地是春夏季节阳气多而阴气少，秋冬季节阴气盛而阳气衰。如果有人自恃体质壮实，在秋冬阴气旺盛的季节里纵欲无度，强夺肾精，精虚于下，则欲取足于上，故下气上争，虽争而不能复，精气不断溢泄于下，元阳亦随之而虚，阳虚生内寒，阴寒之邪因而随上争之气而上逆，邪气因此停聚于中焦，使脾胃阳气虚衰，不能化水谷以渗灌经络营养四肢，则阳气日渐损伤，阴气独留于内，所以手足为之寒冷。

【原文】

帝曰：热厥何如而然也？岐伯曰：酒入于胃，则络脉满而经脉虚①，脾主为胃行其津液者也，阴气虚则阳气入，阳气入则胃不和，胃不和则精气竭，精气竭则不营其四肢也②。此人必数醉若饱以入房，气聚于脾中不得散，酒气与谷气相薄，热盛于中，故热遍于身，内热而溺赤也。夫酒气盛而慓悍，肾气有衰，阳气独胜，故手足为之热也。

【注释】

①酒入于胃，则络脉满而经脉虚：酒为熟谷之液，其气悍热，故入于胃，先从卫气行皮肤而充溢于络脉，经与

络不能两实，今络脉充满则经脉空虚。

②阴气虚则阳气入，……精气竭则不营其四肢也热厥乃由纵欲嗜酒而得，纵欲则肾精耗伤而阴气虚，嗜酒则胃家受损而阳气盛，阴气虚于下则阳气入乘，阳气入则胃气受扰而不和，脾主为胃行其津液，胃不和则脾气亦衰，水谷不得化生精微，则精气竭绝，而不能营养于四肢。

【语译】

黄帝说："热厥又是怎样造成的呢？岐伯说：酒气悍热，入胃以后，从卫气行于皮肤络脉，故络脉充满经脉空虚，脾为胃输布津液营养，嗜酒损胃则阳气盛阴气虚阳气乘入，致使胃气受扰而不和，脾也因之虚衰，脾虚不能化生精微，则精气竭绝，精气竭绝而不能营养四肢。患这种病的人必是经常醉后或饱食后嗜行房事，热气聚于脾中不得宣散，酒气与谷气相迫，酝酿成热，热盛于中，流溢于外，所以全身发热，且因于内热而小便色赤。酒气悍盛而猛烈，饮酒过多则热盛，肾气有伤则阴虚，以致阳热之气独盛，所以手足发热。

【原文】

帝曰：厥或令人腹满，或令人暴不知人①，或至半日远至一日乃知人者何电？岐伯曰：阴气盛于上则下虚，下虚则腹胀满；阳气盛于上，则下气重上而邪气逆，逆则阳气乱，阳气乱则不知人也②。

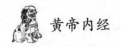

【注释】

①暴不知人：即突然不知人事。王冰注："暴犹卒也，言卒然冒闷不醒觉也。不知人，谓闷甚不知识人也，或谓尸厥。"

②阳气盛于上，……阳气乱则不知人也：《类经》十五卷第三十四注："重，并也。邪气，气失常也。阳气盛于上，则下气并而上行，并则逆，逆则乱，阳气乱则神明失守，故暴不知人也。"

【语译】

黄帝说：厥症或者使人腹部胀满，或者使人突然不省人事，少者半天，多者一天才能清醒过来，这是什么道理呢？岐伯说：人的阴气偏盛于上，则上下皆阴而阳气虚，阳气虚于下则阴气不化，故腹部胀满；人的阳气偏盛于上，则下部阳气虚，阴气并而上行，则为邪气，邪气逆于上，阳气紊乱，神明失守，故突然不省人事。

【原文】

帝曰：善。愿闻六经脉之厥状病能也。岐伯曰：巨阳之厥，则肿首头重，足不能行，发为眴仆①。阳明之厥，则癫疾欲走呼，腹满不得卧，面赤而热，妄见而妄言。少阳之厥，则暴聋颊肿而热，胁痛，胻不可以运。太阴之厥，则腹满䐜胀，后不利，不欲食，食则呕，不得卧。少阴之厥，则口干溺赤，腹满心痛。厥阴之厥，则少腹肿痛，腹胀泾溲②不利，好卧屈膝，阴缩肿，骺内热。盛则泻之，虚则补之，不盛不虚，以经取之。

【注释】

①眴（xuàn 眩）仆：眩晕仆倒的意思。眴，音义通眩。《说文》："目摇也。"仆，猝倒。

②泾溲：调经论王冰注："泾，大便。溲，小便也。"《素问识》云："泾溲即是小便。溲者，二便之通称，加泾字，别于大便。"泾，义难解，姑从王注。

【语译】

黄帝说：好。我想听听六经厥症的病状。岐伯说：太阳经所发生的厥症，则头部浮肿而沉重，两足不能行走，若厥气上逆扰及神明，则发生眩晕而仆倒。阴阳经所发生的厥症，由于阳热亢盛，则发为癫病而欲狂走呼叫，腹部胀满，不得安卧，面赤而热，神明被阳热所扰，则出现妄见怪异或妄言谵语的症状。少阳经所发生的厥症，则突然耳聋，颊部肿起而发热，胁痛，两腿运转失灵。太阴经所发生的厥症，则腹部胀满，大便不利，不欲饮食，食则呕吐，不得安卧。少阴经所发生的厥症，则出现口干，小便赤，腹满心痛等症。厥阴经所发生的厥症，则少腹肿痛，腹胀，大小便不利，喜欢屈膝而卧，前阴挛缩而肿起，足胫内侧发热。厥症的治疗，邪气盛的就用泻法，正气虚的

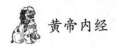

就用补法，邪气既不太盛正气也不甚虚的，就从其本经取穴治疗。

【原文】

太阴厥逆，䯒急挛，心痛引腹①，治主病者②。少阴厥逆，虚满呕变，下泄清③，治主病者。厥阴厥逆，挛腰痛，虚满前闭谵言④，治主病者。三阴俱逆，不得前后，使人手足寒，三日死⑤。太阳厥逆，僵仆呕血善衄⑥，治主病者。少阳厥逆，机关不利，机关不利者，腰不可以行，项不可以顾，发肠痈不可治，惊者死⑦。阳明厥逆，喘咳身热，善惊衄呕血⑧。

【注释】

①太阴厥逆，䯒急挛，心痛引腹：足太阴脉，从足上行，循胫骨后，入腹注心中，故其病如是。

②治主病者：《类经》十五卷第三十五注："谓如本经之左右上下及原俞等穴，各有宜用，当审其所主而刺之也。"下同。

③少阴厥逆，虚满呕变，下泄清：足少阴属肾，肾为胃之关，少阴厥逆，则肾阳衰，不能为脾胃腐化水谷，胃气逆则呕吐，脾气下陷则虚满，下泄清稀。

④厥阴厥逆，挛腰痛，虚满前闭谵言：足厥阴属肝，肝主筋，故病则拘挛腰痛；肝邪乘脾，故为虚满；肝脉环阴器，故为小便不通；肝藏魂，邪扰魂乱，故言语谵妄。

⑤三阴俱逆，……三日死：三阴俱逆，则阳气衰微，气不化津，故小便不通；无力传导，故大便闭结；阳虚不能温煦肢体，故手足寒冷；肝、脾、肾俱衰，故三日而死。此阳明脉解篇所谓厥逆连脏则死之谓。

⑥太阳厥逆，僵仆呕血善衄：足太阳之脉起于目内背，挟脊抵腰中，故经脉厥逆则僵直仆倒；血随厥气上逆，则呕血、善衄血。

⑦少阳厥逆，……惊者死：《类经》十五卷第三十五注："足之少阳，胆经也。机关者，筋骨要会之所也。胆者，筋其应，少阳厥逆则筋不利，故为此机关腰项之病。肠痈发于少阳厥逆者，相火之结毒也。敌不可治。若有惊者，其毒连脏，故当死。"

⑧阳明厥逆，……善惊衄呕血：足阳明之脉，循喉咙入缺盆，下膈，其脉厥逆，故喘息咳嗽；阳明主肌肉，胃为阳热之腑，故病则全身发热；热甚内扰神明，故发惊骇；厥热上逆，血随气上，故发为鼻衄、呕血之症。

【语译】

足太阴经的经气厥逆，小腿拘急痉挛，心痛牵引腹部，当取本经主病的俞穴治疗。足少阴经的经气厥逆，腹部虚饱胀满，上而呕吐，下而泄利清稀，当取本经主病的俞穴治疗。足厥阴经的经气厥逆，挛急腰痛，腹部虚满，小便不通，胡言乱语，当取本经主病的俞穴治疗。若足三阴经脉都发生厥逆，则大小便闭结不通，使人手足寒冷，三天就要死亡。足太阳经的经气厥逆，身体僵直仆倒，呕血，经常鼻出血，当取本经主病的俞穴治疗。足少阳经的经气厥逆，筋骨关节不利，筋骨关节不利则腰部不能活动，项部不能左右回顾，如果兼发肠痈，就为不可治的危症，如再发惊，就会死亡。阳明经的经气厥逆，喘息咳嗽，全身发热，容易惊骇，且有鼻衄、呕血。

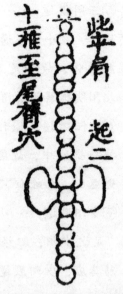

明代吴嘉言《针灸原枢》脏腑图中的肾脏形象之图

【原文】

手太阴厥逆，虚满而咳，善呕沫①，治主病者。手心主少阴厥逆，心痛引喉，身热，死不可治②。手太阳厥逆，耳聋泣出，项不可以顾，腰不可以俯仰③，治主病者。手阳明少阳厥逆，发喉痹，嗌肿，痓④，治主病者。

【注释】

①手太阴厥逆，虚满而咳，善呕沫：手太阴之脉，起于中焦，下络大肠，还循胃口，上膈属肺，故其经脉厥逆，则胸中虚满而咳嗽，常呕吐涎沫。

②手心主少阴厥逆，……死不可治：手心主，即手厥阴心包络之脉，其脉起于胸中，出属心包络。手少阴心脉，起于心中，从心系上挟咽，故二脉厥逆则心痛引咽喉；二脉均属火，故全身发热。心为五脏六腑之主，邪侵则十二官危，故病则死不可治。

③手太阳厥逆，……腰不可以俯仰：手太阳小肠之脉，至目内外眦，且入耳中，故厥则耳聋泣出；其支脉从缺盆循颈，故项不可以顾；《灵枢》四时气篇曰：邪在小肠者，连睾系，属于脊，故腰不可以俯仰。

④手阳明少阳厥逆，发喉痹，嗌肿，痓（chì 翅）：手阳明大肠脉和手少阳三焦脉，皆从缺盆上项，故厥逆则发生喉痹、咽肿等病。痓，与痉义通，《太素》卷二十六经脉厥注："身项强直也。"

【语译】

手太阴经的经气厥逆，胸中胀满而咳嗽，常呕吐涎沫，当取本经主病的俞穴治疗。手心主和手少阴经的经气厥逆，心痛连及咽喉，全身发热，是不可治的死症。手太阳经的经气厥逆，耳聋不闻，眼中流泪，头项不能左右回顾，腰不能前后俯仰，当取本经主病的俞穴治疗。手阳明经和手少阳经的经气厥逆，发为喉部痹塞，咽部肿痛，颈项强直，当取本经主病的俞穴治疗。

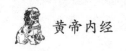

卷第十三

病能论篇第四十六

【题解】

能，同"态"。病能，即疾病的状态。本篇以胃脘痈、卧不安、不得偃卧、厥腰痛、颈痈、阳厥、酒风等病为例，着重论述了临证观察病态、分析病情的方法和意义，故篇名"病能论"。

【原文】

黄帝问曰：人病胃脘痈者，诊当何如？岐伯对曰：诊此者，当候胃脉，其脉当沉细，沉细者气逆，逆者人迎甚盛，甚盛则热。人迎者，胃脉也，逆而盛，则热聚于胃口而不行，故胃脘为痈也。帝曰：善！

人有卧而有所不安者，何也？岐伯曰：藏有所伤，及精有所之寄则安①，故人不能悬②其病也。

帝曰：人之不得偃卧③者，何也？岐伯曰：肺者，藏之盖也，肺气盛则脉大，脉大则不得偃卧。论在《奇恒阴阳》④中。

【注释】

①及精有所之寄则安：本句与《甲乙经》、《黄帝内经太素》均不相同，与帝问亦不相合，依照上下文关系推断，当有脱误。《甲乙经》卷十二第三作"情有所倚，则卧不安"，倚，作"偏"解，文义较通顺，今从之。盖卧不安病因有二，一是脏有所伤，一是情志过于偏激，如过喜过悲等。

②悬：遥远，引申为远绝、断绝。

③偃卧：仰卧。

④《奇恒阴阳》：王冰："上古经篇名，世本阙。"

【语译】

黄帝问道：患有胃脘痈的病人，应当如何诊断呢？岐伯回答说：诊断这种病应当诊察他的胃脉，其脉应当沉而细，沉细表示胃气上逆，上逆则人迎脉过盛，过盛表示有热。人迎脉属于胃经动脉，气逆脉盛，说明热气聚结于胃口而不得散，所以胃脘发生痈肿。黄帝道：很对！

有人睡眠不安宁，这是什么缘故？岐伯说：这是因为五脏有所损伤，或情志过于偏颇，神明被扰，所以睡眠不安宁。人若不能消除这两种原因，便不能断绝卧不安的病。

黄帝又问道：人不能仰卧，是什么缘故？岐伯说：肺脏位居最高，为内脏的华盖，如果肺内邪气充盛，则脉络

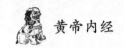

胀大，肺的脉络胀大，就不能仰卧。在《奇恒阴阳》中有这方面的论述。

【原文】

帝曰：有病厥者，诊右脉沉而紧，左脉浮而迟，不然①病主安在？岐伯曰：冬诊之，右脉固当沉紧，此应四时；左脉浮而迟，此逆四时。在左当主病在肾，颇关在肺，当腰痛也。帝曰：何以言之？岐伯曰：少阴脉贯肾络肺，今得肺脉②，肾为之病，故肾为腰痛之病也。帝曰：善！

有病颈痈者，或石治之，或针灸治之，而皆已，其真安在③？岐伯曰：此同名异等④者也。夫痈气之息⑤者，宜以针开除去之；夫气盛血聚者，宜石而写之。此所谓同病异治也。

【注释】

①不然：《甲乙经》卷九第八作"不知"。于义为顺。

②肺脉：指浮迟脉。王冰："左脉浮迟，非肺来见，以左肾不足，而脉不能沉，故得肺脉，肾为病也。"

③其真安在：真，《甲乙经》卷十一第九作"治"。即其治疗的道理何在？

④异等：高世栻："等，类也。颈痈之名虽同，而在气在血则异类也。"

⑤息：留止、积滞。

【语译】

黄帝问道：有因气逆而病的患者，诊得右手脉搏沉而紧，左手浮而迟，不知主要病变在何处？岐伯说：在冬天，右脉本来应当沉紧，这是和四时相适应的脉象；左手脉搏浮而迟，这是和四时相违背的脉象。此脉出现在左手，当是主要病变在肾脏，与肺亦颇有关连，当出现腰痛的症状。黄帝又问道："为什么这样说呢？岐伯说：足少阴脉贯串肾脏，并络于肺络。今冬天反诊得浮而迟的肺脉，说明肾有病变。腰为肾之府，所以出现腰痛。黄帝道：很对！

颈部患有痈肿的病人，有的治疗，而都能痊愈，它的道理何病名相同，面病变的类型不一样而成的痈肿，宜采用针刺的方法结而血液随之郁聚的痈肿，宜用所谓同病异治。

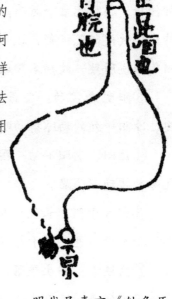

明代吴嘉言《针灸原枢》脏腑图中的胃形象之图

【原文】

帝曰：有病怒狂①者，此病安生？岐伯曰：生于阳也。帝曰：阳何以使人狂？岐伯曰：阳气者，因暴折而难决，故善怒也，故善怒也，病名目

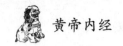

阳厥②。帝曰：何以知之？岐伯曰：阳明者常动③，巨阳、少阳不动④，不动而动大疾，此其侯也。帝曰：治之奈何？岐伯曰：夺其食即已。夫食入于阴，长气于阳⑤，故夺其食即已。使之服以生铁洛⑥为饮，夫生铁洛者，下气疾也。帝曰：善！

【注释】

①怒狂：张介宾："怒狂者，多怒而狂也，即骂詈不避亲疏之谓。"

②阳气者，因暴折而难决，病名曰阳厥：折，挫折。难决，马莳："事有难决，志不得伸"。此指因突然受到精神挫折，思想疙瘩一时难以解开，由于精神打击既强烈又持久，致使阳气被郁，逆而上行，所以容易发怒。因病由阳气厥逆所致，故病名阳厥。

③阳明者常动：指正常情况下，阳明经的大迎、人迎、冲阳等处的动脉搏动明显。

④巨阳、少阳不动：指正常情况下，太阳经、少阳经之脉的搏动不明显。

⑤食入于阴，长气于阳：张介宾："五味入口而化于脾，食入于阴也。藏于胃以养五脏气，长气于阳也。"

⑥生铁洛：即生铁落。张介宾："即炉冶间锤落之铁屑，用水研浸，可以为饮。其属金，其气寒而重，最能坠热开结，平木火之邪。"

【语译】

黄帝问道：有患发怒狂躁病的，这种病是怎样产生的？岐伯说：发生于阳气逆乱。黄帝又问道：阳气为何能使人发狂：岐伯说：阳气因突然受到精神挫折，郁而不畅，若内心的苦闷一时难解，则气郁化火而上逆，所以容易发怒，病名叫做"阳厥"。黄帝又问道：靠什么方法知道的呢？岐伯说：正常人阳明经脉是搏动明显的，而太阳、少阳经脉是搏动不明显的，如果本当搏动得不明显的脉，反而搏动得盛大急疾，这就是阳厥的证候。黄帝又问道：如何治疗？岐伯说：限止饮食，即可痊愈。因为饮食物经过脾的运化，能够助长阳气，所以限止饮食，便会痊愈。再用生铁落煎水给他服，因为生铁落有降气开结的作用。黄帝道："很对!

【原文】

有病身热解①墯，汗出如浴，恶风少气，此为何病？岐伯曰：病名曰酒风。帝曰：治之奈何？岐伯曰：以泽泻、术②各十分③，麋衔④五分③，合以三指撮⑤为后饭。

【注释】

①解（xiè 械）：通"懈"。

②泽泻、术：泽泻，药名，味甘淡，性微寒，能渗利湿热。术，指白术，药名，味甘苦，性温，燥湿止汗，健

485

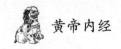

脾胃。

③分（fēn 奋）：亦作"份"。整体中的一部。

④麋（mí 迷）衔：药名。又名薇啣、无心草、无风草，即今之鹿啣草。味苦平，微寒，主治风湿。

⑤三指撮：用三个指头撮取药末以计算药量。

【语译】

有人患周身发热，四肢倦怠，汗出如洗浴状，怕风，呼吸微弱短促，这是什么病？岐伯回答说：病名叫酒风。黄帝又问道："如何治疗？岐伯说：用泽泻和白术各十份，麋衔五份，合研为末，每次服三指撮的量，在饭前服下。

【原文】

所谓深之细者，其中手如针也，摩之切之，聚者坚也；博者大也。《上经》①者，言气之通天也；《下经》①者，言病之变化也；《金匮》①者，决死生也；《揆度》①者，切度之也；《奇恒》①者，言奇病也。所谓奇者，使奇病不得以四时死也；恒者，得以四时死也。所谓揆者，方切求之也，言切求其脉理也；度者，得其病处，以四时度之也。

【注释】

①《上经》、《下经》、《金匮》、《揆度》、《奇恒》：都是古时医书名称。

【语译】

所谓深按而得细脉的，其脉在指下细小如针，必须仔细地揣摩和切脉，凡脉气聚而不散的是坚脉；搏击于指下的是大脉。《上经》是论述人体与自然的统一关系的；《下经》是论述疾病变化的；《金匮》是论述疾病的诊断与预后的；《揆度》是阐述切脉方法的；《奇恒》是论述特殊疾病的。所谓奇病，就是患者死亡与四时不相应；所谓常病，就是患者死亡与四时相应。所谓揆，是说通过切脉以推求疾病的所在及其病机；所谓度，是指把切脉获得的病位资料，结合四时气候的影响进行分析，以推断疾病的轻重宜忌及预后。

奇病论篇第四十七

【题解】

奇病，泛指奇特少见的疾病。本篇论述了十种少见而异于寻常的疾病的病因病机、临床表现、治法和预后，故名"奇病论"。

【原文】

黄帝问曰：人有重身①，九月而瘖，此为何也？岐伯对曰：胞之络脉绝②也。帝曰：何以言之？岐伯曰：胞络者，系于肾，少阴之脉，贯肾系舌本，故不能言。帝曰治之奈何？岐伯曰：无治也，当十月复。刺法曰：无损不足、益有余，以成其疹③，然后调之④，所谓无损不足者，

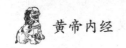

身羸瘦，无用鑱石⑤也。无益其有余者，腹中有形而泄之，泄之则精出而病独擅中，故曰疹成也。

【注释】

①重（chóng 崇）身：怀孕。张介宾："妇人怀孕，则身中有身，故曰重身。"

②胞之络脉绝：胞，女子胞。绝，阻隔不通。张介宾："胎怀九月，儿体已长，故能阻绝胞中之络脉。"

③疹（chèn 趁）：通"疢"，病。

④然后调之：《甲乙经》卷十二第十、《黄帝内经太素》卷三十重身病均无此四字。新校正认为这四字非《素问》原文，而是全元起的注文误入正文，当删。

⑤鑱（chán 馋）石：鑱，指鑱针，古代使用的九种针具之一，长1寸6分，头部膨大，末端尖锐，形如箭头。石，指砭石，经磨制而成的尖石或石片，是我国最古的医疗工具，后被九针逐渐替代。

【语译】

黄帝问道：有的妇女怀孕九月，说话发不出声音，这是什么缘故？岐伯回答说：这是因为胞宫的络脉被胎儿压迫而阻塞不通所致。黄帝道：根据什么这样说？岐伯说：胞宫的络脉连系于肾脏，而足少阴肾脉是贯串肾而上系于舌根的，所以胞宫络脉被阻，说话就发不出声音了。黄帝道：如何治疗呢？岐伯说：不需要治疗，等到足月分娩后，声音就会自行恢复的。针刺法则上说：毋损伤不足的正气、补益有余的邪气，以免造成更复杂的病变。所谓"毋损不足"，就是身体羸弱消瘦的，不要用针石治疗；"毋益其有余"，是指腹中有孕而妄用攻下，结果只会使精气耗散而反增疾病。所以说盲目的处理，是会造成新的病变的。

【原文】

帝曰：病胁下满，气逆，二、三岁不已，是为何病？岐伯曰：病名曰息积①，此不妨于食。不可灸刺，积②为导引③服药，药不能独治也。

帝曰：人有身体髀股胻皆肿，环齐而痛，是为何病？岐伯曰：病名曰伏梁，此风根也。其气溢于大肠，而著于肓，肓之原在齐下，故环齐而痛也。不可动之，动之为水溺涩之病也④。

【注释】

①息积：古病名。因系邪气稽留不去，日积月累而成，故名息积。《灵枢·百病始生》："稽留而不去，息而成积。"

②积：久。

③导引：我国古代的一种健身方法。通过肢体运动，调节呼吸和自我按摩等，达到祛病延年的目的。

④帝曰：人有身体髀股胻皆肿……动之为水溺涩之病

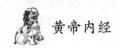
也：此节文字与"腹中论"重，注详该篇。王冰："此一问答之义，与'腹中论'同，以为奇病，故重出于此。"

【语译】

黄帝问：患有胁下胀满，气上逆，二三年不好的，是什么病？岐伯说：病名叫息积，这种病不妨碍饮食，切不可用艾灸、针刺治疗，应长期以导引法疏通气血，结合药物调治，单纯依赖药物是不能治愈的。

黄帝问：有的人髀、股、骱部都肿胀，而且环脐疼痛，是什么病？岐伯说：病名叫做伏梁，这是因为宿受风寒而产生的。风寒之气充溢于大肠，留着于肓膜，肓之原穴在脐下，所以绕脐疼痛。不可用攻下方法扰乱腑气，误用而扰乱之，就会发生小便涩滞的病变。

【原文】

帝曰：人有尺脉数甚，筋急而见，此为何病？岐伯曰：此所谓疹筋①，是人腹必急，白色黑色见，则病甚。

帝曰：人有病头痛以数岁不已，此安得之，名为何病？岐伯曰：当有所犯大寒，内至骨髓，髓者以脑为主，脑逆②，故令头痛，齿亦③痛，病名曰厥逆④，帝曰：善！

【注释】

①疹（chèn 趁）筋：即筋病。

②脑逆：指寒邪上逆于脑。

③亦:《黄帝内经太素》卷三十头齿痛"亦"下有
"当"字。

④厥逆:古病名。指由于寒邪犯脑所致的一种顽固性
头痛。

【语译】

黄帝问道:有的人尺部脉跳动很频数。筋脉拘急而显
露,这是什么病? 岐伯说:这就是所谓"疹筋"病,此人
腹部必然紧急,如果面部显现白颜色或黑颜色,则病情就
更为严重了。

黄帝问:有人患头痛已数年不愈,这是怎么得病的?
叫做什么病? 岐伯说:曾有感受大寒的病史,寒邪内侵骨
髓,髓以脑为主宰,寒邪上逆于脑,所以使人头痛,牙齿
也痛,病名叫厥逆。黄帝说:对!

【原文】

帝曰:有病口甘者,病名为何? 何以得之? 岐伯曰:
此五气①之溢也,名曰脾瘅②。夫五味入口,藏于胃,脾
为之行其精气。津液在脾,故令人口甘也。此肥美③之所
发④也。此人必数食甘美而多肥也。肥者令人内热,甘者
令人中满,故其气上溢,转为消渴⑤。治之以兰⑥,除陈
气也。

【注释】

①五气:水谷五味之气。张介宾;"五气,五味之所

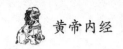

化也，即五味所化之精气。"

②脾瘅（dān 丹）：瘅，热。脾瘅，指脾热而谷气上溢所致的口中甜腻之病。

③肥美：泛指肥甘味美之食物。

④发：《黄帝内经太素》卷三十脾瘅消渴作"致"。

⑤消渴：病名，以口渴、易饥、小便多为其特征。古人认为由于内热日久，伤及阴分所致。

⑥兰：兰草。张介宾："兰草性味甘寒，能利水道，辟不祥，除胸中痰癖；其气清香，能生津止渴，润肌肉，故可除陈积蓄热之气。"

【语译】

黄帝问：有的人口中发甜，病名叫什么？怎样得病的？岐伯说：这是由于五味的精气向上泛溢所致，病名叫脾瘅。大凡饮食入口，贮藏在胃中；经脾的作用而转输其精气。今脾运失健，津液停留在脾，迫使胃中的五味之精气上溢，所以使人口中发甜。这种病大都是过食肥甘厚味造成的。患此病的人，必然是经常吃甘美而肥腻的食品。肥厚食勿可使人产生内热，过食甜食可使人中焦气机滞满，所以精气上溢，日久还可能转化为消渴病。应当用兰草进行治疗，以祛除郁积日久的邪热之气。

【原文】

帝曰：有病口苦，取阳陵泉①，口者，病名为何？何

492

以得之？岐伯曰：病名曰胆瘅②。夫肝者，中之将也，取决于胆③，咽为之使④。此人者，数谋虑不决，故胆虚⑤，气上溢而口为之苦。治之以胆募、俞⑥，治在《阴阳十二官相使》⑦中。

【注释】

①口苦，取阳陵泉：新校正："按全元起本及《太素》无'口苦取阳陵泉'六字，详前后文势，疑此为误。"今从不译。

②胆瘅：病名。因口苦之病，为胆热而气上溢所致，故名胆瘅。

③夫肝者，中之将也，取决于胆：张介宾："肝者将军之官，谋虑出焉。胆者中正之官，决断出焉。夫谋虑在肝，无胆不断，故肝为中之将而取决于胆也。"又新校正："按《甲乙经》曰：'胆者，中精之府，五脏取决于胆，咽为之使'。疑此文误。"

④咽为之使：张介宾："足少阳之脉上挟咽，足厥阴之脉循喉咙之后，上入颃颡。是肝胆之脉皆会于咽，故咽为之使。"

⑤胆虚：《甲乙经》卷九第五无"虚"字，"胆"字连下读。丹波元简："数谋虑不决，宜胆气怫郁，《甲乙》似是。"

⑥胆募、俞：募、俞，针灸穴位分类名，指脏腑之气

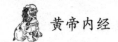

积聚于胸腹部的募穴和输注于背部的背俞穴而言。它们是治疗脏腑疾病的重要穴位。胆俞穴在第十胸椎棘突下旁开一寸五分。胆募穴即日月穴，位于乳头正下方，第七肋间隙处。

⑦《阴阳十二官相使》：古医书名。王冰："言治法具于彼篇，今经已亡。"

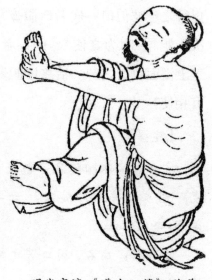

明代高濂《遵生八笺》陈希夷导引坐功图中的夏至五月中坐功图

【语译】

黄帝问：有的人口发苦，病名叫什么？怎样得病的？岐伯说：病名叫胆瘅。肝为将军之官主谋虑，胆为中正之官主决断，肝谋虑后还取决于胆之决断，咽部之受肝胆支配。这种病人，因经常谋虑而不决，导致胆气不足，胆汁向上泛溢，于是口中发苦。治疗应针刺胆募穴和胆俞穴。治疗方法记载在《阴阳十二官相使》之中。

【原文】

帝曰：有癃①者，一日数十溲，此不足也。身热如炭，颈膺如格，人迎躁盛；喘息，气逆，此有余也。太阴脉②

微细如发者，此不足也。其病安在？名为何病？岐伯曰：病在太阴，其盛在胃，颇在肺，病名曰厥，死不治。此所谓得五有余、二不足也。帝曰：何谓五有余、二不足？岐伯曰：所谓五有余者，五病之气有余也；二不足者，亦病气之不足也。今外得五有余，内得二不足，此其身不表不里，亦正死明矣③。

【注释】

①癃（lóng 龙）：小便不利。

②太阴脉：指手太阴肺经之动脉，即寸口脉。

③亦正死明矣：《甲乙经》卷九第十一作"亦死证明矣"。义较顺。

【语译】

黄帝道：有患小便不利的，一天要小便几十次，这是正气不足所致。若见身热如炭火，颈部和胸膺之间有格拒不通的感觉，人迎脉躁动急数，呼吸喘促，肺气上逆，这又是邪气有余的现象。如寸口脉微细如发，这也是正气不足的表现。这种病的病位在哪里？叫什么病？岐伯说：病位在太阴脾脏，由于热邪炽盛于胃，而且与肺亦很有关系，病名叫做厥，是无法治疗的死证。这就是所谓"五有余，二不足"的病证。黄帝问：什么叫五有余，二不足呢？岐伯说：所谓"五有余"，就是指身热如炭、颈膺如格、人迎躁盛、喘息、气逆五种病气有余的脉症；"二不

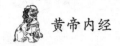

足"，就是指瘅而一日数十溲、脉细如发两种正气不足的脉症。现在外表有五种有余的脉症，内里有两种不足的脉症，对这种病既不能从表治，又不能从里治，所以必死无疑了。

【原文】

帝曰：人生而有病巅疾①者，病名曰何？安所得之？岐伯曰：病名为胎病②，此得之在母腹中时，其母有所大惊，气上而不下，精气并居③，故令子发为巅疾也。

帝曰：有病厖然如有水状，切其脉大紧，身无痛者，形不瘦，不能食，食少，名为何病？岐伯曰：病生在肾，名为肾风。肾风而不能食，善惊，惊已④，心气痿者死。帝曰：善！

【注释】

①巅疾：在此指癫痫。《甲乙经》卷十一第二、《黄帝内经太素》卷三十癫疾均作"癫疾"。

②胎病：先天性疾病。张介宾；"盖儿之初生，即有病癫痫者，今人呼为胎里疾者即此。"

③精气并居：气，指因大惊而逆乱之气。精气并居，谓精气与逆乱之气相并。张介宾："惊则气乱而逆：故气上不下。气乱则精亦从之，故精气并及于胎，令子为癫痫疾也。"

④善惊，惊已：《甲乙经》卷八第五作"善惊不已"。

义胜。

【语译】

黄帝说：有的婴儿生下来就患癫痫，病名叫什么？是怎样得的呢？岐伯说：病名叫做胎病，这种病是胎儿在母腹中时就得了的，由于其母曾受到很大的惊吓，气机逆乱，上而不下，精随气逆，影响了胎儿的发育，所以使婴儿生下来就患有癫痫。

黄帝问：有人浮肿象有水状，切其脉搏大而紧，身无痛处，形体不消瘦，不能够饮食，或吃得很少，这叫什么病？岐伯说：这种病发于肾脏，名叫肾风。肾风病人到了不能饮食，经常惊悸不已，心气衰竭的阶段，就要死亡。黄帝问：对！

大奇论篇第四十八

【题解】

本篇着重从脉象的变化来分析某些疾病的病机和预后，因所论述的亦都是比较特殊而少见的奇病、奇脉，扩大了上一篇"奇病论"的内容，故篇名"大奇论"。

【原文】

肝满①、肾满、肺满皆实，即为肿。肺之雍②，喘而

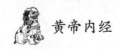

两胠③满。肝雍，两胠满，卧则惊，不得小便。肾雍，脚④下至少腹满，胫有大小，髀胻大跛，易偏枯。心脉满大，痫瘛筋挛⑤。肝脉小急，痫瘛筋挛。肝脉骛暴⑥，有所惊骇，脉不至若瘖，不治自已。肾脉小急，肝脉小急，心脉小急，不鼓皆为瘕⑦。

【注释】

①满：指邪气壅滞而胀满。

②雍：同"壅"。

③胠（qū驱）：腋下胁上部分。

④脚：上古时指胫，即小腿，《说文》："脚，胫也"。《甲乙经》卷十一第八、《黄帝内经太素》卷十五五脏脉诊均作"胻"。新校正："按《甲乙经》'脚下'作'胻下'，'脚'当作'胻'，不得言'脚下至少腹'也。"可参。

⑤痫瘛筋挛：痫，癫痫。瘛，瘛纵，即抽搐。筋挛，筋脉拘挛。

⑥骛（wù务）暴：骛，乱驰；交驰。骛暴，喻脉搏急疾而乱。

⑦瘕（jiǎ假）：病名。由气聚而成，有聚散无常、推之游移不定、痛无定处的特点。马莳："瘕者，假也，块似有形，而隐见不常，故曰瘕。"

【语译】

肝、肾、肺经脉被邪气壅滞而胀满的都为实证，当即发生壅肿的征象。肺脉壅塞，则两胁部位胀满，睡眠则惊骇不宁，小便不通。肾脉壅塞，则喘息而两胠部位胀满。肝脉壅塞，则从胫下到小腹部胀满，两胫肿胀程度不同，大小不一，髀部和胫部肿大，以至活动不便而跛行。日久容易发展为半身不遂。心脉满大，是内热盛，会引起癫痫抽搐和筋脉拘挛。肝脉小而急，是肝脏虚寒，亦会引起癫痫抽搐和筋脉拘挛。如果肝脉搏动急疾而乱，或受到惊骇后脉搏一时按不到，好象失音一样静无声息，这是受惊气逆的表现，不治疗也会自愈。肾、肝、心三脉细小急疾而不鼓击于指下，是气聚在腹内，皆当发为瘕病。

【原文】

肾、肝并沉为石水①，并浮为风水②，并虚为死，并小弦欲惊。肾脉大急沉，肝脉大急沉，皆为疝。心脉搏滑急为心疝③；肺脉沉搏为肺疝④。三阳急为瘕；三阴急为疝；二阴急为痫厥⑤；二阳急为惊。脾脉外鼓沉，为肠澼；久自已。肝脉小缓，为肠澼，易治。肾脉小搏沉，为肠澼，下血，血温身热者死⑥。心肝澼亦下血，二藏同病者，可治。其脉小沉涩为肠澼，其身热者死，热见⑦七日死。

【注释】

①石水：水肿证候之一，水肿偏于腹部。见于《素问

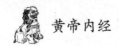

·阴阳别论》、《灵枢·邪气藏府病形》等篇。

②风水：水肿证候之一，浮肿以头面为甚。见于《素问·评热病论》、《素问·水热穴论》等篇。

③心疝：古病名，系寒邪侵犯心经所引起的疝病。见于《素问·脉要精微论》等篇。

④肺疝：古病名，系寒邪侵犯肺经所引起的疝病。

⑤痫厥：昏迷不知人事。

⑥血温身热者死：尤怡："'温'当作'溢'，……血既流溢，复见身热，则阳过亢而阴受逼，有不尽不已之势，故死。"

⑦见：《甲乙经》卷四第一下作"甚"。

【语译】

肾脉、肝脉并见沉象的是石水证，并见浮脉的是风水证，并见虚象的是死候，并见微弦之象的则将要发惊。肾脉出现非常沉紧之象，或肝脉出现非常沉紧之象，都是疝病。心脉搏动滑利急疾的是心疝；肺脉沉而搏击于指下的是肺疝。膀胱和小肠脉紧的是瘕病，肺和脾脉紧的是疝病；心和肾脉紧的则病痫厥；胃和大肠脉紧的则病惊骇。脾脉虽沉但又有向外鼓动之象的是肠澼病，邪有外出之机，日久能自愈。肝脉见稍缓脉象的是肠澼病，邪气轻微而易治。肾脉见沉而稍稍搏动于指下的是肠澼便血，血溢于外复见身热则是死候。心、肝二脏引起的肠澼亦见便血，若二脏同病，木火相生，可以治愈。若脉见小而沉涩的肠澼，兼有身热不退的，预后不良，如高热持续七天就会死亡。

【原文】

胃脉沉鼓①涩，胃外鼓大，心脉小坚急，皆鬲偏枯。男子发左，女子发右，不瘖舌转，可治，三十日起；其从者②瘖，三岁起；年不满二十者，三岁死。脉至而搏，血衄身热者死。脉来悬钩浮③为常脉。脉至如喘④，名曰暴厥；暴厥者，不知与人言。脉至如数，使人暴惊，三四日自已。

【注释】

①鼓：疑衍。沉脉与鼓浮于外脉性质相反，不可相兼。

②其从者：指男子病在右，女子病在左。人身左为阳，右为阴，男子属阳而病发于左，女子属阴而病发于右，均为逆，反之则为从。《素问·玉版论要》："女

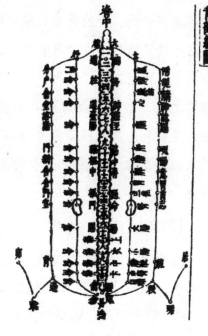

明代张介宾

《类经图翼》中的背部总图

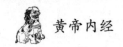

子右为逆，左为从；男子左为逆，右为从。"

③悬钩浮：张介宾："悬者，不高不下，不浮不沉，如物悬空之义。谓脉虽浮钩，而未失中和之气也。"

④脉至如喘：喘，通"湍"。形容脉来如水流般湍急。

【语译】

胃脉沉涩，或者浮而大，以及心脉稍坚紧，皆为气血阻隔不通，半身不遂的征象。若男子偏瘫在左侧，女子偏瘫在右侧，而说话正常、舌转灵活的，可以治疗，约经三十天就能痊愈；如果男子偏瘫在右，女子偏瘫在左，说话发不出声音的，大约需要三年才能恢复；如果这种情况发生在年龄不满二十岁的患者身上，往往三年即死。脉来搏指有力，伴见衄血、身热，就有死亡的危险。如脉来浮如悬钩之象，才是失血病应有的脉象。脉来似水流般湍急的，是暴厥的脉象；暴厥患者一时不省人事，不能言语。脉来似有数象，往往是由于突然受惊所致，三四日即可自愈。

【原文】

脉至浮合①，浮合如数，一息十至以上，是经气予②不足也，微见九十日死；脉至如火薪然③，是心精之予夺④也，草干而死；脉至如散叶，是肝气予虚也，木叶落而死；脉至如省客⑤，省客者，脉塞而鼓⑥，是肾气予不足也，悬去枣华⑦而死；脉至如丸泥，是胃精予不足也，

502

榆荚落⑧而死；脉至如横格⑨，是胆气予不足也，禾熟而死；脉至如弦缕⑩，是胞⑪精予不足也，病善言，下霜而死，不言，可治；脉至如交漆⑫，交漆者，左右傍至也，微见三十日死；脉至如涌泉，浮鼓肌中，太阳气予不足也，少气，味韭英而死⑬。

【注释】

①浮合：形容脉象如水波，浮荡不定，忽分忽合，极难分辨。王冰："如浮波之合，后至者凌前，速疾而动，无常候也。"

②予：作语气助词，无义。下同。

③如火薪然：火，烧。薪，柴火。如火薪然，喻脉象如同烧柴火一样，火焰或明或灭，其形不定。

④心精之予夺：《甲乙经》卷四第一下"精"下无"之"字。似是，与上下体例合。

⑤省（xǐng 醒）客：省，探望。形容脉象时而不见，时而复来，有如探视之客或去或来。

⑥脉塞而鼓：言脉搏时而闭塞不至，时而应指有力。

⑦悬去枣华（huā 花）：指初夏枣花开落之时。华，同"花"。张介宾："枣华之候，初夏时也。悬者，华之开；去者，华之落。言于枣花开落之时。"

⑧榆荚落：指春季榆树结挂榆荚之时。

⑨横格：形容脉象长而坚硬，如长枝条横于指下。

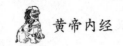

格，树木的长枝条。

⑩弦缕：缕，线。弦缕，即弦线。形容脉象紧张而细，似绷紧的弦线，即弦细脉。马蒔："如弓弦之缕，犹俗之所谓弦线也，主坚急不和。"

⑪胞：诸注不一，或指为心胞，或指为膀胱，或指为胞宫，或指为精室，或指为胞脉。存疑待考。

⑫交漆：交，通"绞"。形容脉搏如绞滤漆汁，四面流散。

⑬味韭英而死：英，花。韭英，韭菜花。意为当死于噇到韭花之时。韭花生于长夏。

【语译】

脉来如水波，浮荡分合不定，这种"浮合"脉如同数脉一样频数，一呼一吸跳动十次以上，这是经脉中精气不足之象，从微微显现这种脉象起，大约经过九十日便要死亡；脉来如燃薪之火，或明或灭，其形不定，这是心脏精气脱失之象，预计至秋尽冬初草枯之时便要死亡；脉来如散落的树叶，浮泛无根，这是肝脏精气亏虚之象，预计到秋天树木落叶时节死亡；脉来去不定，如省亲的客人一样往返不居，这种"省客"脉，时而闭塞不至，时而应指有力，这是肾脏精气不足之象，预计到初夏枣花开落的时节死亡；脉来如泥丸滚动，虽有圆象，但不柔软，这是胃腑精气不足之象，预计到春季榆树上结挂榆英的时节死亡；

脉来长而坚硬，如长枝条横于指下，这是胆腑精气不足之象，预计到秋天稻禾成熟的时节死亡；脉来如弦线般紧张而细，这是胞的精气不足之象，若患者神志错乱多言语，预计到下霜时节死亡，若不出现多言之症，尚可治疗。脉来如绞滤漆汁般四面流散，这种"绞漆"脉，左右旁流，按之无根，从微微显现这种脉象起，大约经过三十日就要死亡；脉来如泉水外涌，浮而有力，鼓动于肌肉之中，这是太阳经脉的精气不足之象，可见呼吸气短，预计当喽到韭菜花的时节死亡。

【原文】

脉至如颓土①之状，按之不得，得肌气予不足也，五色先见黑，白垒②发死；脉至如悬雍③，悬雍者，浮揣切之益大，是十二俞之④予不足也，水凝而死；脉至如偃刀⑤，偃刀者，浮之小急，按之坚大急，五藏菀熟⑥，寒热独并于肾也，如此其人不得坐，立春而死；脉至如丸滑不直⑦手，不直手者，按之不可得也，是大肠气予不足也，枣叶生而死；脉至如华⑧者，令人善恐，不欲坐卧，行立常听，是小肠气予不足也，季秋而死。

【注释】

①颓土：颓，倒塌。颓土，即土结构建筑物倒塌后的松土。形容脉象松散无根，虚大无力。

②白垒：垒，通"蔂"。马蒔："垒，当作'蔂'。"

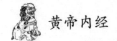

蘽，即藤，蔓生植物名，有白藤、紫藤等多种。白垒，即
白藤。

③悬雍：即悬雍垂，其形上大下小。形容脉象轻取尚
大，重按即小。

④之：《甲乙经》卷四第一下"之"后有"气"，字。
义胜。

⑤偃刀：张志聪："偃，仰也。脉如仰起之刀，口利
锐而背坚厚，是以浮之小急而按之坚大也。"

⑥菀熟：菀，同"郁"。熟，应作"热"，形近之误。
王冰："熟，热也。"《素问注证发微》、《类经》、《素问集
注》、《素问直解》均改作"菀热"。《甲乙经》卷四第一
下作"寒热"。

⑦直：《甲乙经》卷四第一下作"著"。义胜。

⑧华：同"花"。张介宾："如草木之花而轻浮柔弱
也。"此以花的轻浮软弱来形容脉象。

【语译】

脉来如倒塌的松土虚大无力，重按即无，这是肌肉的
精气不足之象，若面部先呈现五色中的黑色，是土败水侮
的表现，预计到春天白藤发芽的时节死亡；脉来如悬雍垂
一样，上大下小，这种"悬雍"脉，轻按浮取愈觉虚大，
这是十二俞穴的精气不足之象，预计到水凝成冰的时节死
亡；脉来如仰放着的刀，浮取脉小而急，重按脉大而坚，

此乃五脏郁热，寒热交并于肾，这样的病人只能躺卧，不能坐起，预计到立春时节死亡；脉来如弹丸，滑小无根，按之即无，这是大肠精气不足之象，预计死于枣树生叶之时；脉来轻浮软弱如花絮，病人易惊恐，坐卧不宁，行走和站立时耳中常鸣响，这是小肠的精气不足之象，预计到深秋时节死亡。

脉解篇第四十九

【题解】

脉解，即解脉。本篇具体阐述了三阴三阳经脉之气各有所主之时，并从时令阴阳变化的角度，解释了阴阳经气盛衰而致经脉病变的症状和机理，故名为"脉解篇"。

【原文】

太阳所谓肿腰脽痛者①，正月太阳寅，寅太阳也②，正月阳气出在上而阴气盛，阳未得自次也③，故肿腰脽痛也。病偏虚为跛者，正月阳气冻解，地气而出也，所谓偏虚者，冬寒颇有不足者，故偏虚为跛也④。所谓强上引背者，阳气大上而争，故强上也⑤。所谓耳鸣者，阳气万物盛上而跃，故耳鸣也⑥。所谓甚则狂颠疾者，阳尽在上而阴气从下，下虚上实，故狂颠疾也⑦。所谓浮为聋者，皆在气也⑧。所谓入中为瘖者，阳盛已衰，故为瘖也⑨。内夺而厥，则为瘖俳，此肾虚也，少阴不至者，厥也⑩。

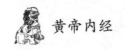

【注释】

①太阳所谓肿腰脽（shuí 谁）痛者：所谓者，指引古经之语。脽，臀肉。足太阳经脉抵腰中，入贯臀，过髀枢，故其经脉有病，则腰部肿胀而臀部疼痛。

②正月太阳寅，寅太阳也：王冰注："正月三阳生，主建寅，三阳谓之太阳，故曰寅太阳也。"按：正月为一年之首，太阳为诸阳之首，故正月属太阳。古人以十二辰分配地平方位，观斗纲所指之方位以定时令。正月斗纲指寅，二月指卯，三月指辰，四月指巳，五月指午，六月指未，七月指申，八月指酉，九月指戌，十月指亥，十一月指子，十二月指丑，称为月建。北斗星由七星组成，第一名魁，第五名衡，第七名杓，此三星组成斗纲。在正月里，黄昏杓星指寅位，夜半衡星指寅位，平旦魁星指寅位，故云正月月建在寅。余仿此。

③正月阳气出在上而阴气盛，阳未得自次也：王冰注："正月虽三阳生，而天气尚寒，以其尚寒，故曰阴气盛，阳未得自次。"自次，言自己应据的位次。正月属太阳主时，理当阳旺，今未旺，故言未得自次。

④病偏虚为跛者，……故偏虚为跛也：足太阳经偏枯而跛足者，是因为正月里太阳主令，阳气促使冰冻解散，地气从下上出，由于寒冬的影响，体内阳气颇感不足，所以阳气偏虚在一侧，而发生跛足的症状，盖足太阳之脉，

508

下行髀枢而出于外踝之后故也。跛，即瘸。偏虚，注家多解为阳气偏虚，高士宗以为"偏枯"，今从之。

⑤所谓强上引背者，……故强上也：强上引背，谓颈项强硬而牵引背部。足太阳之脉，从脑还出别下项，挟脊下行，若阳气大上而争引，则出现是症矣。王冰注："强上，谓颈项痉强也，甚则引背矣。所以尔者，以其脉从脑出，别下项背故也。"

⑥所谓耳鸣者，……故耳鸣也：足太阳之脉，其支者，从巅至耳上角。若阳气大过，犹如春季万物盛长而活跃一样，过盛之阳气循脉入耳，故出现耳鸣。

⑦所谓甚则狂颠疾者，……故狂颠疾也：《类经》十四卷第十一注："所谓甚者，言阳邪盛也，阳邪实于阳经，则阳尽在上，阴气在下，上实下虚，故当为狂癫之病。"狂，狂病。颠，与癫通，在此似指后世之痫证。《太素》卷八经脉病解注："三阳俱胜，尽在于头为上实；三阴从下，即为下虚。于是发病脱衣登上，驰走妄言，即谓之狂；僵仆而倒，遂谓之颠也。"

⑧所谓浮为聋者，皆在气也：高士宗注："经脉论云：手太阳之脉入耳中，所生病者耳聋，故申明所谓浮为聋者，是逆气上浮而为聋，皆在气也。"《类经》十四卷第十一注："阳实于上，则气壅为聋。"

⑨所谓入中为瘖者，阳盛已衰，故为瘖也：《太素》

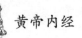

卷八经脉病解注："太阳之气中伤人者，即阳大盛，盛已顿衰，故为瘖也。瘖，不能言也。"王玉川云："今临床所见患感冒寒邪而音哑者，大多先有内热蕴蓄而后寒邪外束所致。杨注'阳太盛，盛已顿衰，故为瘖'，与临床所见，若合符节。"

⑩内夺而厥，……少阴不至者，厥也：《类经》十四卷第十一注："内夺者，夺其精也，精夺则气夺而厥，故声瘖于上，体废于下。元阳大亏，病本在肾，肾脉上挟舌本，下走足心，故为是病。"俳，通痱，废也。瘖俳，病名，《奇效良方》云："瘖痱之状，舌瘖不能语，足废不为用。"

【语译】

太阳经有所谓腰肿和臀部疼痛的，是因为正月属于太阳，而月建在寅，正月是阳气升发的季节，但阴寒之气尚盛，阳气未能依正常规律，据其应有的位次，当旺不旺，病及于经，故发生腰肿和臀部疼痛。病有阳气不足而发为偏枯跛足的，是因为正月里阳气促使冰冻解散，地气从下上出，由于寒冬的影响，阳气颇感不足，若阳气偏虚于足太阳经一侧，则发生偏枯跛足的症状。所谓颈项强急而牵引背部的，是因为阳气剧烈地上升而争引，影响于足太阳经脉，所以发生颈项强急。所谓出现耳鸣症状的，是因为阳气过盛，好象万物向上盛长而活跃，盛阳循经上逆，故出现耳鸣。所谓阳邪亢盛发生狂病癫痫的，是因为阳气尽在上部，阴气却在下面，下虚而上实，所以发生狂病和癫痫病。所谓逆气上浮而致耳聋的，是因为气分失调，手太阳之脉入耳中，气逆上浮，故致耳聋。所谓阳气在内不能言语的，是因为阳气盛极而衰，故不能言语。若房事不节内夺肾精，精气耗散而厥逆，就会发生瘖痱病，这是因为肾虚，少阴经的精气不至而发生厥逆。

【原文】

少阳所谓心胁痛者，言少阳戌也，戌者心之所表也①，九月阳气尽而阴气盛，故心胁痛也②。所谓不可反侧者，阴气藏物也，物藏则不动，故不可反侧也③。所谓甚则跃者，九月万物尽衰，草木毕落而堕，则气去阳而之阴，气盛而阳之下长，故谓跃④。

【注释】

①少阳所谓心胁痛者，言少阳戌也，戌者心之所表也：《太素》卷八经脉病解注："手少阳脉络心包，足少阳脉循胁里，故少阳病心胁痛也。戌为九月，九月阳少，故曰少阳也。戌少阳脉散络心包，故

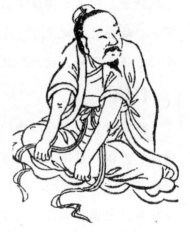

明代高濂《遵生八笺》
陈希夷导引坐功图中的大暑
六月中坐功图

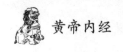

为心之所表。"

②九月阳气尽而阴气盛，故心胁痛也：九月之时，阳气将尽，阴气方盛，人亦应之。手少阳络心包，足少阳循胁里，少阳为阴邪所乘，循经而病，故心胁痛。

③所谓不可反侧者，……故不可反侧也：反侧，侧身转动的意思。《灵枢》经脉篇云：足少阳之脉，循胸过季胁，是动则病不能转侧。九月阴气方盛，阴主静主藏，阴气盛则万物潜藏而不动，少阳经气应之，所以不能转侧。

④所谓甚则跃者，……故谓跃：《类经》十四卷第十一注："九月万物尽衰，草木毕落，是天地之气，去阳而之阴也。人身之气亦然，故盛于阴分则所长在下，其有病为跳跃者，以足少阳脉下出足之外侧，阴复于上，阳鼓于下也，故应九月之气。"盖阳气入阴，而盛于阴分，阳气鼓动于下之阴分，故为跳跃之势。

【语译】

少阳所以发生心胁痛的症状，是因为阳属九月，月建在戌，少阳脉散络心包，为心之表，九月阳气将尽，阴气方盛，邪气循经而病，所以心胁部发生疼痛。所谓不能侧身转动，是因为九月阴气盛，万物皆潜藏而不动，少阳经气应之，所以不能转侧。所谓甚则跳跃，是因为九月万物衰败，草木尽落而坠地，人身的阳气也由表入里，盛于下部而鼓动于阴分，少阳脉下出足之外踝，所以容易发生跳跃的状态。

【原文】

阳明所谓洒洒振寒者，阳明者午也，五月盛阳之阴也，阳盛而阴气加之，故洒洒振寒也①。所谓胫肿而股不收者，是五月盛阳之阴也，阳者衰于五月，而一阴气上，与阳始争，故胫肿而股不收也②。所谓上喘而为水者，阴气下而复上，上则邪客于脏腑间，故为水也③。所谓胸痛少气者，水气在脏腑也，水者阴气也，阴气在中，故胸痛少气也④。所谓甚则厥，恶⑤人与火，闻木音则惕然而惊者，阳气与阴气相薄，水火相恶，故惕然而惊也。所谓欲独闭户牖而处者，阴阳相薄也，阳尽而阴盛，故欲独闭户牖而居。所谓病至则欲乘⑥高而歌，弃衣而走者，阴阳复争，而外并于阳，故使之弃衣而走也。所谓客孙脉则头痛鼻衄腹肿者，阳明并于上，上者则其孙络太阴也，故头痛鼻衄腹肿也⑦。

【注释】

①阳明所谓洒洒振寒者，……故洒洒振寒也：洒洒，寒粟貌。五月阳气明盛，故曰阳明。五月月建在午，故曰阳明者午也。夏至在五月，而夏至阳气已极，阴气初生，阴气加于盛阳之上，寒热相搏，故洒洒振寒。

②所谓胫肿而股不收者，……故胫肿而股不收也：足阳明脉，下髀关，抵伏兔，下入膝膑中，下循胫外廉，下

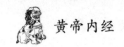

足跗。五月阳气盛极而衰，阴气初生，人亦应之。阴气生于下，向上与阳气相争，故致经脉失调，出现胫部浮肿而两股弛缓不收。

③所谓上喘而为水者，……故为水也：上喘而为水，即因水肿而致喘息。《类经》十四卷第十一注："阳明土病，则不能治水。故阴邪自下而上，客于脏腑之间，乃化为水。水之本在肾，末在肺，标本俱病，故为上喘也。"

④所谓胸痛少气者，……故胸痛少气也：水气停留于脾脏与胃腑之间，水为阴邪之气，停留于中，则上逆心肺，心肺受邪，故胸痛少气。

⑤恶（wù 悟）：讨厌、憎恨的意思。

⑥乘：上也，登也。

⑦所谓客孙脉则头痛鼻鼽腹肿者，……故头痛鼻鼽腹肿也：足阳明之脉从头走足。五月阳极阴生，阴气与阳气相争，下而复上，使阳明经脉受邪，不得下行而逆于上，若逆于阳明之孙络，则头痛鼻塞；若逆于太阴脾经，则腹部肿胀。鼽，鼻塞不通，《说文》："病寒鼻窒也。"

【语译】

阳明经有所谓洒洒振寒的症状，是因为阳明旺于五月，月建在午，五月是阳极而阴生的时候，人体也是一样，阴气加于盛阳之上，故令人洒洒然寒栗。所谓足胫浮肿而两股弛缓不收，是因为五月阳盛极而阴生，阳气始衰，在下初生之一阴，向上与阳气相争，致使阳明经脉不和，故发生足胫浮肿而两股弛缓不收的症状。所谓因水肿而致喘息的，是由于土不制水，阴气自下而上，居于脏腑之间，水气不化，故为水肿之病，水气上犯肺脏，所以出现喘息的症状。所谓胸部疼痛呼吸少气的，也是由于水气停留于脏腑之间，水液属于阴气，停留于脏腑，上逆于心肺，所以出现胸痛少气的症状。所谓病甚则厥逆，厌恶见人与火光，听到木击的声音则惊惕不已，这是由于阳气与阴气相争，水火不相协调，所以发生惊惕一类的症状。所谓想关闭门窗而独居的，是由于阴气与阳气相争，阳气衰而阴气盛，阴主静，所以病人喜欢关闭门窗而独居。所谓发病则登高处而歌唱，抛弃衣服而奔走的，是由于阴阳之气反复相争，而外并于阳经使阳气盛，阳主热主动，热盛于上，所以病人喜欢登高而歌，热盛于外，所以弃衣而走。所谓客于孙脉则头痛、鼻塞和腹部肿胀的，是由于阳明经的邪气上逆，若逆于本经的细小络脉，就出现头痛鼻塞的症状，若逆于太阴脾经，就出现腹部肿胀的症状。

【原文】

太阴所谓病胀者，太阴子也，十一月万物气皆藏于中，故曰病胀①。所谓上走心为噫者，阴盛而上走于阳明，阳明络属心，故曰上走心为噫也②。所谓食则呕者，物盛满而上溢，故呕也③。所谓得后与气则快然如衰者，十一

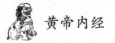

月阴气下衰，而阳气且出，故曰得后与气则快然如衰也④。

【注释】

①太阴子也，……故曰病胀：十一月月建在子，为阴气最盛的时期，太阴又是阴中之至阴，故云太阴子也。十一月天寒地冻，万物闭藏于中，人亦应之。足太阴脾经入腹属脾络胃，今邪气循经入腹，影响运化，故致腹胀。

②所谓上走心为噫者，……故曰上走心为噫也：《灵枢》经脉篇云：脾足太阴之脉，是动则病善噫；本经宣明五气篇云：五气所病，心为噫；《灵枢》口问篇云：寒气客于胃，厥逆从下上散，复出于胃，故善噫。盖心脾胃三经俱能为噫，此则兼而言之。十一月阴气盛，阴邪循脾经上走于足阳明胃经，足阳明之正上通于心，三经俱病，故发生噫症。噫，即嗳气。

③所谓食则呕者，物盛满而上溢，故呕也：《类经》十四卷第十一注："脾胃相为表里，胃受水谷，脾不能运，则物盛满而溢，故为呕。"

④十一月阴气下衰，而阳气且出，故曰得后与气则快然如衰也：《灵枢》经脉篇云，太阴之脉，是动则病腹胀善噫，得后与气则快然如衰。盖十一月阴气盛极而下衰，阳气初生，腹中阴邪得以下行，故得大便与矢气则腹胀嗳气快然如衰。后，指大便。气，指矢气。

【语译】

太阴经脉有所谓病腹胀的，是因为太阴为阴中之至阴，应于十一月，月建在子，此时阴气最盛，万物皆闭藏于中，人气亦然，阴邪循经入腹，所以发生腹胀的症状。所谓上走于心而为嗳气的，是因为阴邪盛，阴邪循脾经上走于阳明胃经，足阳明之正上通于心，心主嗳气，所以说上走于心就会发生嗳气。所谓食入则呕吐的，是因为脾病，食物不能运化，胃中盛满而上溢，所以发生呕吐的症状。所谓得到大便和矢气就觉得爽快而病减的，是因为十一月阴气盛极而下衰，阳气初生，人体也是一样，腹中阴邪得以下行，所以腹胀嗳气的病人得到大便或矢气后，就觉得爽快，就象病减轻了似的。

【原文】

少阴所谓腰痛者，少阴者申也，七月万物阳气皆伤，故腰痛也①。所谓呕咳上气喘者，阴气在下，阳气在上，诸阳气浮，无所依从，故呕咳上气喘也②。所谓邑邑不能久立，久坐起则目𥉂𥉂无所见者，万物阴阳不定未有主也，秋气始至，微霜始下，而方杀万物，阴阳内夺，故目𥉂𥉂无所见也③。所谓少气善怒者，阳气不治，阳气不治则阳气不得出，肝气当治而未得，故善怒，善怒者名曰煎厥④。所谓恐如人将捕之者，秋气万物未有毕去，阴气少，阳气人，阴阳相薄，故恐也⑤。所谓恶闻食臭者，胃无气，

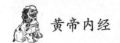

故恶闻食臭也⑥。所谓面黑如地色者，秋气内夺，故变于色也⑦。所谓咳则有血者，阳脉伤也，阳气未盛于上而脉满，满则咳，故血见于鼻也⑧。

【注释】

①七月万物阳气皆伤，故腰痛也：七月秋气始至，阴气始生，故应于少阴。少阴属肾，腰为肾之府，七月万物肃杀，阳气皆伤，人体应之，肾阳虚不能温养本府，所以腰痛。

②所谓呕咳上气喘者，……故呕咳上气喘也：《类经》十四卷第十一注："阳根于阴，阴根于阳，互相倚也。若阴中无阳，沉而不升，则孤阳在上，浮而不降，无所依从，故为呕、咳、上气喘也。"盖足少阴脉，从肾上贯肝膈，入肺中，故为是病。

③所谓邑邑（yìyì 意意）不能久立，……故目眈眈无所见也：七月之交，秋气始至，微霜开始下降，肃杀之气初伤万物，此时阴气初上，阳气初下，阴阳交替未有定局，在人体则阴阳交争而俱伤，肾为阴阳之宅，主骨，其精阳之气上注于目而为瞳子，今阴阳俱伤，故衰弱不能久立，久坐起则两目昏乱，视物不清。邑邑，微弱貌。《楚辞》九叹："风邑邑而蔽之。"目眈眈，视物不清的样子。

④所谓少气善怒者，……善怒者名曰煎厥：阳气，杨上善以为少阴之气，张介宾以为阳和之气，高士宗以为君

518

火之气，马莳、张志聪以为少阳之气。考下文"肝气当治而未得"之义，当以马、张之说为是。按：七月阴气初生，阳气始衰，阴阳交争枢转不利，故少阳之气不治，少阳不治则阳气不得外出，故少气。肝主疏泄，阳气郁滞于内，肝当疏泄之，今肝气当治而未得治，气郁不舒，故善怒。怒则气逆故又名为煎厥。煎厥，详见生气通天论。

⑤所谓恐如人将捕之者，……阴阳相薄，故恐也：《灵枢》经脉篇云：肾足少阴之脉，气不足则善恐，心惕惕如人将捕之。盖秋天阴气始生，万物尚未尽衰，阳气开始潜藏，人亦应之，阴阳相争，循少阴经入肾，肾志恐，肾伤故恐惧，犹如犯了罪害怕将要被捕一样。

⑥所谓恶闻食臭者，胃无气，故恶闻食臭也：《类经》十四卷第十一注："胃无气，胃气败也。胃气所以败者，肾为胃关，肾中真火不足，不得温养化原，故胃气虚而恶闻食臭也。"食臭，指食物的气味。臭，气也。《礼记》月令："其臭膻。"疏："通于鼻者谓之臭，臭则气也。"

⑦所谓面黑如地色者，秋气内夺，故变于色也：肾主黑色，秋天阴气始生，阳气始衰，阴阳交争而内夺，人则少阴之气应之，肾中精气亏虚，故面色变黑如地色。《灵枢》经脉篇云：肾足少阴之脉，是动则病面如漆柴。即属此义。

⑧所谓咳则有血者，……故血见于鼻也：《类经》十

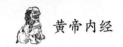

四卷第十一注："阳脉伤者，上焦之脉伤也。阳气未盛于上而脉满，则所满者，皆寒邪也。盖肾脉上贯肝膈，入肺中，故咳则血见于口，衄则血见于鼻也。"

【语译】

少阴有所谓腰痛的，是因为足少阴经应在七月，月建在申，七月阴气初生，万物肃杀，阳气皆伤，腰为肾之府，故出现腰痛的症状。所谓呕吐、咳嗽、上气喘息的，是因为阴气盛于下，阳气浮越于上而无所依附，少阴脉从肾上贯肝膈入肺中，故出现呕吐、咳嗽、上气喘息的症状。所谓身体衰弱不能久立，久坐起则眼花缭乱视物不清的，是因为七月秋气始至，微霜始降，阴阳交争尚无定局，肃杀之气损伤阳气，人体应之，则阴阳交争而内夺，肾主骨，肾虚故不能久立，肾虚不能上荣瞳子，故久坐乍起则两目视物不清。所谓少气善怒的，是因为少阳之气不治，少阳不治则阳气不得外出，故少气。阳气郁滞在内，肝当疏泄之，今肝气当治而未得治，故容易发怒，怒则气逆而厥，叫做煎厥。所谓恐惧不安好象被人捉捕一样，是因为秋天阴气始生，万物尚未尽衰，人体应之，阴气少，阳气入，阴阳交争，循经入肾，故恐惧如人将捕之。所谓厌恶食物气味的，是因为肾火不足，不能温养化源，致使胃气虚弱，故不欲进食而厌恶食物的气味。所谓面色发黑如地色的，是因为秋天阴生阳衰，阴阳交争，精气内夺而肾虚，故面色变黑。所谓咳嗽则出血的，是上焦阳脉损伤，阳气未盛于上，寒邪充斥而脉满，满则肺气不利，故咳嗽，络脉伤则血见于鼻。

【原文】

厥阴所谓癞疝①，妇人少腹肿者，厥阴者辰也，三月阳中之阴②，邪在中，故曰癞疝少腹肿也③。所谓腰脊痛不可以俯仰者，三月一振，荣华万物，一俯而不仰也④。所谓癞癃疝肤胀者，曰阴亦盛而脉胀不通，故曰癞癃疝也⑤。所谓甚则嗌干热中者，阴阳相薄而热，故嗌干也⑥。

【注释】

①癞疝（tuíshàn 退善）：属于疝气的一种，主要症状是：阴囊肿大，或有疼痛，或兼少腹痛。

②厥阴者辰也，三月阳中之阴：厥阴属木，三月草木萌发，阳气初生而阳中有阴，故厥阴应于三月。三月月建在辰，故云厥阴者辰也。

③邪在中，故曰癞疝少腹肿也：肝足厥阴之脉，循股阴，入毛中，环阴器，抵少腹，今三月阳中有阴，阴气循肝经而病，故出现男子癞疝或妇人少腹肿的症状。

④所谓腰脊痛不可以俯仰者，……一俯而不仰也：《类经》十四卷第十一注："三月一振，阳气振也，故荣华万物。然余寒尚在，若阴气或盛则阳屈，俯而不仰，故病为腰脊痛，亦应三月之气。"按：此句诸说纷纭，义甚

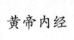

难明，《素问经注节解》云："义不可解。"今姑从张介宾注。

⑤所谓癫癃疝肤胀者。……故曰癫癃疝也：癫癃疝，病名。其症前阴肿痛，小便不利而皮肤肿胀。张志聪注："阴器肿而不得小便也。"三月阳气虽生，阴邪尚旺，厥阴之脉应之，则脉胀而不通，因其脉环阴器抵少腹，故为是病。

⑥所谓甚则嗌干热中者，……故嗌干也：三月阳长阴消，阴阳相争，阳胜而热，故为热中。厥阴之脉，循喉咙之后上入颃颡，热循经脉入喉，故嗌干也。嗌，咽喉。

【语译】

厥阴经脉为病有所谓癫疝，及妇女少腹肿的，是因为厥阴应于三月，月建在辰，三月阳气方长，阴气尚存，阴邪积聚于中，循厥阴肝经发病，故发生阴囊肿大疼痛及妇女少腹肿的症状。所谓腰脊痛不能俯仰的，是因为三月阳气振发，万物荣华繁茂，然尚有余寒，人体应之，故出现腰脊疼痛而不能俯仰的症状。所谓有癫癃疝肤皮肿胀的，也是因为阴邪旺盛，以致厥阴经脉胀闭不通，故发生前阴肿痛、小便不利而致皮肤胀的癫癃疝。所谓病甚则咽干热中的，是因为三月阴阳相争而阳气胜，阳胜故为热中，热邪循厥阴肝经上逆入喉，故出现咽喉干燥的症状。

卷第十四

刺要论篇第五十

【题解】

刺要，即针刺的要领。本篇首先指出针刺必须明确疾病病位的深浅，进而强调针刺深浅适宜乃是针法的要领之一，故名为"刺要论"

【原文】

黄帝问曰：愿闻刺要。岐伯对曰，病有浮沉，刺有浅深，各至其理，无过其道，过之则内伤，不及则生外壅，壅则邪从之，浅深不得，反为大贼，内动①五藏，后生大病。故曰：病有在毫毛腠理者，有在皮肤者，有在肌肉者，有在脉者，有在筋者，有在骨者，有在髓者，是故刺毫毛腠理无伤皮，皮伤则内动肺，肺动则秋病温疟，泝泝然②寒栗。刺皮无伤肉，肉伤则内动脾，脾动则七十二日四季之月③病腹胀烦，不嗜食。刺肉无伤脉，脉伤则内动心，心动则夏病心痛。刺脉无伤筋，筋伤则内动肝，肝动则春病热而筋驰。刺筋无伤骨，骨伤则内动肾，肾动则冬病胀腰痛。刺骨无伤髓，髓伤则销铄胻痠，体解㑊然不去矣。

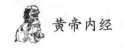

【注释】

①动：影响的意思。

②泝泝然：寒冷的样子。

③七十二日四季之月：指一年四季中，三月、六月、九月、十二月各十二天后，脾土寄旺十八天。

【语译】

黄帝问道：我希望听听针刺的要领。岐伯回答说：疾病有在表在里的不同，针刺有浅刺深刺的差异，无论浅刺还是深刺都要到达合适的部位，不要违背这个尺度。如针刺过深会损伤内脏，针刺过浅会导致卫气壅滞，卫气壅滞外邪易乘虚入侵。浅刺深刺不得要领，反会给人体带来危害，从而向内影响五脏，继而引起严重的疾患。因此，疾病的部位有的在毫毛腠理，有的在皮肤，有的在肌肉，有的在血脉，有的在筋脉，有的在骨髓，有的在骨髓。如需针刺毫毛腠理不要损伤皮肤，皮肤损伤会影响体内的肺脏，肺脏受损秋天易患温疟病，泝泝寒栗。如需针刺皮肤时不要损伤肌肉，肌肉损伤会影响体内的脾脏，脾脏受损则四季的最后十八天易患腹部胀满、烦闷、不思饮食的病症。如需针刺肌肉时不要损伤血脉，血脉损伤会影响体内的心脏，心脏受损则在夏天易患心口疼痛的病症。如需针刺血脉时不要损伤筋脉，筋脉受损则会影响体内的肝脏，肝脏受损春天容易患发热、筋脉无力的病症。如需针刺筋脉时不要损伤骨骼，骨骼受损伤则影响体内的肾脏，肾脏受损伤冬天容易发生腹胀和腰痛的病症。如需针刺骨骼时不要损伤骨髓，骨髓受损伤则骨髓日渐消减、足胫发酸、肢体倦怠、无力行动。

刺齐论篇第五十一

【题解】

齐，定限。本篇具体讨论了针刺深浅的限度，故篇名"刺齐论"。

【原文】

黄帝问曰：愿闻刺浅深之分。岐伯对曰：刺骨者无伤筋；刺筋者无伤肉；刺肉者无伤脉；刺脉者无伤皮；刺皮者无伤肉；刺肉者无伤筋；刺筋者无伤骨。

帝曰：余未知其所谓，愿闻其解。岐伯曰：刺骨无伤筋者，针至筋而去，不及骨也；刺筋无伤肉者，至肉而去，不及筋也；刺肉无伤脉者，至脉而去，不及肉也；刺脉无伤皮者，至皮而去，不及脉也。所谓刺皮无伤肉者，病在皮中，针入皮中，无伤肉也；刺肉无伤筋者，过肉中筋也；刺筋无伤骨者，过筋中骨也。此之谓反也。

【语译】

黄帝问道：我想了解针刺浅深的不同要求。岐伯回答说：针刺骨，就不要损伤筋；针刺筋，就不要损伤肌肉；

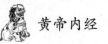

针刺肌肉，就不要损伤脉；针刺脉，就不要损伤皮肤（以上四句指的是，应该深刺，则不能浅刺）；针刺皮肤，则不要伤及肌肉；针刺肌肉，则不要伤及筋；针刺筋，则不要伤及骨（以上三句指的是，应该浅刺，则不能深刺）。

黄帝道：我不明白你所说的意思，能不能给我详细地讲解一下呢！岐伯说：所谓针刺骨不要伤害筋，就是说要刺骨的，不能仅仅刺到筋的部位，还没有达到刺骨的深度，就应该时刻注意针的分寸；针刺筋不要损伤肌肉，就是说要刺筋的，不能仅仅刺到肌肉，还没有达到筋的深度，就停针或拔出；针刺肌肉不要伤害脉，就是说要刺肉的，不能仅仅刺到脉，还没有达到刺肉的深度，就停针或拔出；针刺脉不要伤害皮肤，是说需要刺到脉的，不能使针只达到皮肤，而还未达到脉的深度就停止了针刺。

所谓针刺皮肤不要损伤肌肉，就是说病在皮肤里，就针入皮肝以免刺过了头而造成肌肉的伤害。所谓针刺肌肉不要伤害筋，就是只可针入病变的肌肉里，太过就会伤害筋。所谓针刺筋不要伤害骨，就要只可针入病变的筋上，太过就会伤害骨。以上这些，是说若针刺深浅不当，就会适得其反，带来不良后果。

刺禁论篇第五十二

【题解】

本篇主要阐述针刺禁忌的要点，以及误刺后给人体造成的危害，故名为"刺禁论"。

【原文】

黄帝问曰：愿闻禁数①。岐伯对曰：脏有要害②，不可不察，肝生于左，肺藏于右③，心部于表，肾治于里④，脾为之使⑤，胃为之市⑥。膈肓之上，中有父母⑦，七节之傍，中有小心⑧。从之有福，逆之有咎⑨。

【注释】

①禁数：张志聪注："数，几也，言所当禁刺之处有几也。"

②脏有要害：《太素》卷十九知针石注："五脏之气所在，须知针之为害至要。"要害，意指身体上容易致命的部位，如《后汉书》来歙传："为何人所贼伤，中臣要害。"

③肝生于左，肺藏于右：指人面南而立，左东右西的位置。肝主春，其气生，位居东方，故云肝生于左。肺主秋，其气降，居西方，故云肺藏于右。此指脏器之气化功能，非指脏器本体所在部位。《太素》卷十九知针石注：

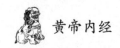

"肝者为木在春，故气生左。肺者为金在秋，故气藏右也。"

④心部于表，肾治于里：意谓心为阳中之阳，故布阳气于表。肾为阴中之阴，故主阴气于里。张志聪注："心为阳脏而主火，火性炎散，故心气分部于表。肾为阴脏主水，水性寒凝，故肾气主治于里。"部，分布也。《荀子》王霸："名声部发于天地之间。"

⑤脾为之使：指脾土旺于四季，主运水谷，以营四脏，故云脾为之使。《太素》卷十九知针石注："脾者为土，王四季，脾行谷气，以资四脏，故为之使也。"

⑥胃为之市：意指胃主收纳五谷，如市之聚退。王冰注："水谷所归，五味皆入如市杂，故为市也。"市，《易》系辞："日中为市，致天下之民，聚天下之货，交易而退，各得其所。"

⑦膈肓之上，中有父母：《太素》卷十九知针石注："心下膈上为肓，心为阳父也，肺为阴母也。肺主于气，心主于血，共营卫于身，故为父母也。"

⑧七节之傍，中有小心：王冰注："小心为真心，神灵之宫室。"马莳注："心在五椎之下，故背之中行有神道，开一寸五分为心俞，又开一寸五分为神堂，皆主于心藏神之义。然心之下有心包络，其形有黄脂裹心者，属手厥阴经，自五椎之下而推之，则包络当垂至第七节而止，

故曰七节之傍，中有小心。盖心为君主，为大心，而包络为臣，为小心也。"吴崐注："此言七节，下部之第七节也，其旁乃两肾所系，左为肾，右为命门。命门者，相火也，相火代君行事，故曰小心。"《类经》二十二卷第六十四注："人之脊骨共二十一节，自上而下当十四节之间，自下而上是为第七节。其两傍者乃肾俞穴，其中则命门外俞也。人生以阳气为本，阳在上者谓之君火，君火在心。阳在下者谓之相火，相火在命门，皆真阳之所在也，故曰七节之傍，中有小心。"傍，通旁。按：此二句历代医家认识不一，今并存之以供参考。

⑨逆之有咎（jiù旧）：违背以上原则就会招致灾殃。马莳注："逆其所而伤之，则有咎。"咎，即灾殃的意思。

【语译】

黄帝问道：我想听你讲讲针刺禁忌的部位有多少。岐伯回答说：五脏各有其要害部位，不可不知，肝气是主生发的，气生于左；肺气是主肃降的，气藏于右；心为阳中之阳，气布于表；肾为阴中之阴，气治于里；脾主运化，以营四脏，故为之

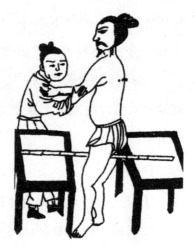

元代医书《澹寮集验秘方》中的骑竹马灸法之图

529

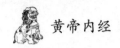

使；胃主受纳，为水谷集聚之所，故为之市。膈肓以上有心、肺两脏，分主阴阳，以象父母；第七椎节之旁有小心。以上这些部位，都是人体要害之处，针刺时若遵循禁刺的原则，便可取得疗效，若违犯禁刺原则时，便能招致灾殃。

【原文】

刺中心，一日死，其动为噫。刺中肝，五日死，其动为语。刺中肾，六日死，其动为嚏。刺中肺，三日死，其动为咳。刺中脾，十日死，其动为吞。刺中胆，一日半死，其动为呕。

刺跗上①中大脉，血出不止死。刺面中溜脉②，不幸为盲。刺头中脑户③，入脑立死。刺舌下④中脉太过，血出不止为喑。刺足下布络⑤中脉，血不出为肿。刺郄中⑥大脉，令人仆脱色⑦。刺气街⑧中脉，血不出，为肿鼠仆⑨。刺脊间中髓，为伛⑩。刺乳上，中乳房为肿根蚀⑪。刺缺盆⑫中，内陷⑬气泄，令人喘咳逆。刺手鱼腹⑭内陷为肿。

【注释】

①跗上：指足背部的冲阳穴处。

②溜脉：指与目相流通的血脉。《类经》二十二卷第六十四注："溜，流也，凡血脉之通于目者，皆为溜脉。"

③脑户：穴名，在枕骨上，强间穴后一寸五分，督脉

足太阳之会。

④舌下：《类经》二十二卷第六十四注："舌下脉者，任脉之廉泉也，足少阴之标也。中脉太过，血出不止则伤肾，肾虚则无气，故令人喑。"

⑤布络：王冰注："谓当内踝前足下空处布散之络，正当然谷穴分也。"

⑥郄中：即腘中，指足太阳之委中穴。

⑦令人仆脱色：意即令人突然晕倒，面色苍白。王冰注："刺之过禁，则令人仆倒而面色如脱去也。"

⑧气街：穴名，一名气冲，在归来下，鼠鼷上一寸，动脉应手，足阳明脉气所发。

⑨鼠仆：即鼠鼷。鼷，《说文》："小鼠也"。王冰注："今刺之而血不出，则血脉气并聚于中，故内结为肿，如伏鼠之形也。"

⑩伛（yǔ雨）：屈背。王冰注："谓伛偻身踡屈也。"

⑪为肿根蚀：王冰注："乳之上下，皆足阳明之脉也。乳液渗泄，胸中气血，皆外凑之。然刺中乳房，则气更交凑，故为大肿。中有脓根，内蚀肌肤，化为脓水而久不愈。"

⑫缺盆：一指锁骨上窝。张志聪注："缺盆在喉旁两横骨陷者中，若缺盆然，故以为名。"一指穴名，此处之穴，亦名缺盆。《甲乙》卷三第十三云："缺盆一名天盖，

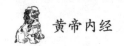

在肩上横骨陷者中，刺入三分，留七呼，灸三壮，刺太深令人逆息。"

⑬陷：《史记》张汤传："然误陷汤罪者，三长史也。"陷，即中伤之。在此引伸为伤坏之义。

⑭手鱼腹：指手掌侧，当拇指掌指关节与腕关节之间的赤白肉际处。张志聪注："鱼腹在手大指下，如鱼腹之圆壮，手太阴之鱼际穴也。"

【语译】

若误刺中心脏，一天之内即死，其变动症状为嗳气。若误刺中肝脏，五天之内即死，其变动症状为多言多语。若误刺中肾脏，六天之内即死，其变动症状为喷嚏。若误刺中肺脏，三天之内即死，其变动症状为咳嗽。若误刺中脾脏，十天之内即死，其变动症状为吞咽。若误刺中胆，一天半之内即死，其变动症状为呕吐。

刺足背上误中大脉，若出血不止可令人死亡。刺面部若误中溜脉，有时可令人眼目失明。刺头部的脑户穴，若深入脑中可使人立即死亡。刺舌下廉泉穴，中脉太过，若血出不止，可使人不能言语。刺足下布散之络脉，若血留于内，可令局部肿胀。刺委中穴，若误伤了大脉，可令人仆倒，面部脱血。刺气冲穴，若中伤血脉，血不得出，可使局部肿的象伏着的老鼠一样。刺脊椎间隙，若中伤脊髓，可使人脊背伛偻。刺乳部若中伤乳房，可令局部肿胀，若肿久不消，可使乳根溃烂腐蚀。刺缺盆中太深，有伤于内，则肺气外泄，可使人喘咳逆气。刺手上鱼腹过深，有伤于内，可使局部肿胀。

【原文】

无刺大醉，令人气乱。无刺大怒，令人气逆。无刺大劳人，无刺新饱人，无刺大饥人，无刺大渴人，无刺大惊人。

刺阴股中大脉，血出不止死。刺客主人①内陷中脉，为内漏②为聋。刺膝髌出液，为跛③。刺臂太阴脉，出血多立死。刺足少阴脉，重虚④出血，为舌难以言。刺膺中陷中肺，为喘逆仰息。刺肘中⑤内陷，气归之，为不屈伸。刺阴股下三寸⑥内陷，令人遗溺。刺腋下胁间内陷，令人咳。刺少腹中膀胱溺出，令人少腹满。刺腨肠内陷，为肿。刺匡上⑦陷骨中脉，为漏为盲⑧。刺关节中液出，不得屈伸。

【注释】

①客主人：又名上关。《甲乙》卷三第十一："在耳前上廉起骨端，开口有孔，手、足以阳、足阳明三脉之会。刺入三分，留七呼，灸三壮，刺太深，令人耳无闻。"

②内漏：《类经》二十二卷第六十四注："脓生耳底，是为内漏。"

③刺膝髌出液，为跛：即刺伤膝髌部流出液体，而令

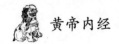

人跛行。《类经》二十二卷第六十四注："髌，膝盖骨也。膝者筋之府，刺膝髌之下而出其液，则液泄筋枯，故令人跛。"

④重虚：《类经》二十二卷第六十四注："足少阴，肾脉也，少阴之脉循喉咙系舌本，肾气虚而复刺出血，是重虚也，故令舌难以言。"

⑤肘中：意指在肘弯中的尺泽、曲泽等穴。《类经》二十二卷第六十四注："手太阴之尺泽，厥阴之曲泽皆是也。"

⑥阴股下三寸：《类经》二十二卷第六十四注："阴股之脉，足三阴也，皆上聚于阴器，惟少阴之在股间者，有经无穴。其在气冲下三寸者，足厥阴之五里也，主治肠中热满不得溺，若刺深内陷，令人遗溺不禁，当是此穴。"

⑦匡上：即眼眶。匡，同眶。

⑧为漏为盲：《类经》二十二卷第六十四注："刺匡上而深陷骨间，中其目系之脉，则流泪不止为漏，视无所见而为盲也。"

【语译】

饮酒大醉时不可刺，刺则使人气血紊乱。盛怒之时不可刺，刺则使人气逆。过度疲劳之时不可刺，刚吃饱饭之后不可刺，饥饿的时候不可刺，太渴的时候不可刺，受到大惊吓时不可立即针刺。

刺大腿内侧若误中大脉，血出不止，可使人死亡。刺上关穴太深内伤中脉，可令耳底生脓，使人耳聋。刺膝髌骨下若流出液体，可使人腿跛。刺臂部若误伤手太阴脉，出血太多可使人立即死亡。肾气虚时刺足少阴脉出血，这是重虚，可使舌转动不灵，言语困难。刺胸膺部太深，内伤及肺，可令人气上喘逆、仰息。刺肘弯部太深而内伤，可使气归于内，血聚不散，令肘关节不得屈伸。刺大腿内侧五里等穴处太深而内伤，可令人小便失禁。刺腋下胁肋间太深，内伤及肺，可使人咳嗽。刺小腹部误中膀胱则溺液溢出，令人小腹满胀。刺腿肚部位太深而内伤，可使气聚血郁局部肿胀。刺眼眶部深陷骨间，伤及脉络，可使人流泪不止，甚或失盲。刺关节中若流出液体，可使关节不能屈伸。

刺志论篇第五十三

【题解】

志，记的意思。本篇篇首论述掌握虚实的要领，篇末介绍针刺补泻的手法，示人应牢记不忘，故篇名"刺志论"。

【原文】

黄帝问曰：愿闻虚实之要。岐伯对曰：气实形实，气虚形虚，此其常也，反此者病①。谷盛气盛，谷虚气虚，此其常也，反此者病②。脉实血实，脉虚血虚，此其常也，反此者病③。帝曰："如何而反？岐伯曰：气盛身寒，气虚身热，此谓反也。谷入多而气少，此谓反也。谷不入而气多，此谓反也。脉盛血少，此谓反也。脉小血多，此谓反也。气盛身寒，得之伤寒。气虚身热，得之伤暑④。谷入多而气少者，得之有所脱血，湿居下也⑤。谷入少而气多者，邪在胃及与肺也⑥。脉小血多者，饮中热也⑦。脉大血少者，脉有风气，水浆不入⑧。此之谓也。夫实者，气入也；虚者，气出也⑨。气实者，热也；气虚者，寒也⑩。入实者，左手开针空也；入虚者，左手闭针空也⑪。

【注释】

①气实形实，……反此者病：人之形与气，相称者为常，其形立于外，其气充于内，若气虚于内，则损形于外；若伤形于外，则气耗于内。故气实者形实，气虚者形虚，此人之常态，若形气相反，则为病态。

②谷盛气盛，……反此者病：《类经》十四卷第二十一注："人受气于谷，谷入于胃，以传于肺，五脏六腑皆以受气，此气生于谷也，是谓谷气。故谷气盛衰，候当相应，不应则为病矣。"

③脉实血实，……反此者病：脉为血之府，根据正常人脉象之虚实，可以诊察人体血气之盛衰，所以说脉实血

实，脉虚血虚，此其常也，反此者病。《类经》十四卷第二十一注："脉之盛衰者，所以候血气之虚实也。故脉之与血，相应者为常，不相应者反而病也。"

④气盛身寒，……得之伤暑：王冰注："伤，谓触冒也。寒伤形，故气盛身寒。热伤气，故气虚身热。"

⑤谷入多而气少者，……湿居下也：《类经》十四卷第二十一注："谷入多者，胃热善于消谷也。脱血者，亡其阴也。湿居下者，脾肾之不足，亦阴虚也。阴虚则无气，故谷虽入多而气则少也。"

⑥谷入少而气多者，邪在胃及与肺也：胃主受纳，今邪犯胃腑则纳呆，故不能食而谷入少。肺主气，邪在于肺则肺气壅滞而气多。《类经》十四卷第二十一注："邪在胃则不能食，故谷入少。邪在肺则息喘满，故气多。"

⑦脉小血多者，饮中热也：高士宗注："夫脉小血反多者，其内必饮酒中热之病，酒行络脉，故血多行于外，而虚于内，故脉小。"

⑧脉大血少者，……水浆不入：《类经》十四卷第二十一注："风为阳邪，居于脉中，故脉大；水浆不入，则中焦无以生化，故血少。"

⑨夫实者，……气出也：王冰注："入为阳，出为阴。阴生于内故出，阳生于外故入。"吴崐注："言实者，是邪气入而实，虚者是正气出而虚。"《类经》十四卷第二十

537

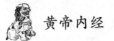

一注："气入者，充满于内，所以为实。气出者，漏泄于中，所以为虚。"以上三说各异，今暂从吴注。

⑩气实者，……寒也：王冰注："阳盛而阴内拒，故热；阴盛而阳外微，故寒。"

⑪入实者，……左手闭针空也：即针刺治疗实证，出针时左手不闭针孔，开其穴，以泻其邪气。刺虚证出针时，左手急按其穴，闭针孔，使正气不得外泻。针空，即针孔。

【语译】

黄帝问道：我想听你讲讲有关虚实的道理。岐伯回答说：气充实的，形体也就充实，气虚弱的，形体也就虚弱，这是正常现象，若与此相反的就是病态。纳谷多的气盛，纳谷少的气虚，这是正常现象，与此相反的即是病态。脉搏大而有力的，血液就充盛，脉搏小而细弱的，血液就不足，这是正常现象，与此相反的即是病态。黄帝说：怎样才是相反呢？岐伯说：气盛而身体反感寒冷，气虚而身体反感发热，这都是反常现象。饮食虽多而气不足，是反常现象。饮食虽少而气反盛，是反常现象。脉搏盛而血少，是反常现象。脉搏小而血反多，是反常现象。气盛而身寒冷，是被寒邪所伤。气虚而身发热，是被暑邪所伤。纳谷多而气反少，是由于失血的原因，或是因湿邪聚居于下部。饮食少而气反盛，是因邪在于肺、胃。脉搏小而血多，是饮病而中焦有热。脉搏大而血少，是因感受风邪而汤水不进。就是这个道理。所谓实，是指邪气侵入人体；虚，是指正气外泄。气实则热，气虚则寒。针刺治实证，出针时，左手要开其针孔，以泻其邪气。针刺虚证，出针时，左手急按其穴，紧闭针孔，则正气不得外泄。

针解篇第五十四

【题解】

本篇意在解释用针的道理，对针刺补泻手法、针刺时的注意事宜、以及九针的选用等针刺中的具体问题，作了比较详细的说明，故名为"针解篇"。

【原文】

黄帝问曰：愿闻《九针》之解①，虚实之道。岐伯对曰：刺虚则实之者，针下热也，气实乃热也。满而泄之者，针下寒也，气虚乃寒也。菀陈②则除之者，出恶血也。邪盛则虚之者，出针勿按③。徐而疾则实者，徐出针而疾按之④。疾而徐则虚者，疾出针而徐按之⑤。言实与虚者，寒温气多少也⑥。若无若有者，疾不可知也⑦。察后与先者，知病先后也。为虚与实者，工勿失其法。若得若失者，离其法也。虚实之要，九针最妙者，为其各有所宜

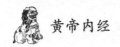

也。补泻之时以针为之者，与气开阖相合也⑧。九针之名，各不同形者，针穷其所当补泻也。

【注释】

①《九针》之解：本文前人有两种解释，杨上善以为是对"九针"之解。马莳等则以为是对《灵枢》九针十二原之解。若据《灵枢》禁服篇所谓"《九针》六十篇"及《素问》离合真邪论等对《九针》的论述，《九针》显系《内经》成编前之古医书，则本文当是对《九针》部分内容的解释。

②菀（yù郁）陈：即血液郁积日久的意思。王冰注："菀，积也。陈，久也。"

③邪盛则虚之者，出针勿按：王冰注："邪者，不正之目，非本经气，是则为邪，非言鬼毒精邪之所胜也。出针勿按，穴俞且开，故得经虚，邪气发泄也。"

④徐出针而疾按之：王冰注："徐出，谓得经气已久，乃出之。疾按，谓针出穴已，速疾按之，则真气不泄，经脉气全。故徐而疾乃实也。"按：《灵枢》小针解云："徐而疾则实者，言徐内而疾出也。"与此文、义皆异。详考王注，二经互参，二说似可互相补充。即刺虚用补时，可徐缓进针，正气已盛，乃疾出针，速按针孔，则经气不泄。

⑤疾出针而徐按之：王冰注："疾出针，谓针入穴已，

至于经脉，即疾出之。徐按，谓针出穴已，徐缓按之，则邪气得泄，精气复固。故疾而徐乃虚也。"按《灵枢》小针解云：疾而徐则虚者，言疾内徐出也。"与此文、义亦皆不同。据王释，二经似仍可通。即刺实用泻时，可疾速入针至于经脉，即可将针缓缓起出，而徐按针孔或不闭针孔，则邪气得泄。

⑥言实与虚者，寒温气多少也：张志聪注：言实与虚者，谓针下寒而少气者，为虚，邪气已去也。针下热而气多者，为实，正气已复也。"

⑦若无若有者，疾不可知也：指针下之寒温，气至之有无，来去甚疾，若不细心体察是不易明辨清楚的。马莳注："其寒温多少，至疾而速，正恍惚于有无之间，真不易知也。"

⑧与气开阖相合也：马莳注："其针入之后，若针下气来，谓之开，可以迎而泻之。气过谓之阖，可以随而补之，针与气开阖相合也。"

【语译】

黄帝问道：我想听你讲讲关于《九针》的解释和针刺治疗虚实病证的道理。岐伯回答说：刺虚证使正气充实的，就是使针下产生热感，因为正气充实之后针下方能产生热感。治疗满实证泄其实邪的，就是使针下产生凉感，因为病气衰去之后针下才能产生凉感。血液瘀积日久应当除之的，就是要放出恶血。邪气盛的疾病，应当用泻法，就是出针后不按闭针孔。徐而疾则正气充实，就是指徐徐将针起出，出针后疾速按闭针孔，则可使正气充实而不外泄。疾而徐则邪气衰退，就是指迅速将针起出，出针后可不闭针孔，或只缓缓揉按针孔，以使邪气得以外泄。所谓实和虚，就是指气至后针下凉感与热感的多少。所谓若无若有，就是指气至时，来去疾速，非细心明辨是不易察知的。所谓察后与先，就是指诊病要察明病变的标本先后。虚则补之和实则泻之，是医生在治病时不能离开的基本原则。针刺治病有时有效，有时无效，是医生离开了补虚泄实的原则。对针刺治疗虚实的主要关键，在于对九针的巧妙运用，这是由于九针各有其不同的适应病证。在针刺补泻时，应与气的来去开阖相配合。九针的名称不同，其形状也各不相同，所以九针能根据虚实补泄的不同要求而各尽其用。

【原文】

刺实须其虚者，留针阴气隆至，乃去针也①。刺虚须其实者，阳气隆至，针下热乃去针也②。经气已至，慎守无失者，勿变更也③。深浅在志者，知病之内外也④。近远如一者，深浅其候等也⑤。如临深渊者，不敢堕也⑥。手如握虎者，欲其壮也⑦。神无营于众物者，静志观病人，无视左右也⑧。义无邪下者，欲端以正也⑨。必正其神者，欲瞻病人目制其神，令气易行也⑩。所谓三里者，下膝三寸也。所谓跗之者，举膝分易见也⑪。巨虚者，晴足骺行独陷者⑫。下廉者，陷下者也⑬。

【注释】

①刺实须其虚者……乃去针也：《太素》卷十九知针石注："刺于热实，留针使针下寒，无热乃出针。"

②刺虚须其实者……针下热乃去针也：《太素》卷十九知针石注："刺于寒虚，留针使针下热，无寒乃出针也。"

③经气巳至……勿变更也：指针下经气巳至，应抓住有利时机进行施术，不可随意改变手法。《类经》十九卷第七注："慎守勿失勿变更者，戒其主持不定，多生惑乱，不惟无益，反招损也。"

④深浅在志者，知病之内外也：指针刺的深浅，要根据疾病的在内、在外而定，病在内者刺宜深，病在外者刺宜浅。《类经》十九卷第七注："内宜刺深，外宜刺浅，最当在意，不可忽也。"

⑤近远如一者，深浅其候等也：高士宗注："深则远，浅则近，其候气之法，与深浅等。"

⑥如临深渊者，不敢堕也：指行针候气，应集中精神，不可稍有疏忽，喻之身临深渊，不敢堕慢。

⑦手如握虎者，欲其壮也：指持针应坚而有力，如握

543

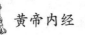

虎之势。《灵枢》九针十二原云："持针之道，坚者为宝。"即是此义。

⑧神无营于众物者……无视左右也：《类经》十九卷第七注："神志不定，先从目始，目静则神静，神静则志专，病以静观，方无失也，故无视左右也。"

⑨义无邪下者，欲端以正也：指针刺时应取穴正确，正指直刺，无针左右，所以说义无邪下，欲端以正。邪，同斜，不正的意思。

⑩必正其神者……令气易行也：《类经》十九卷第七注："目者神之窍，欲正病者之神，心瞻其目，制彼精神，令无散越，则气为神使，脉道易行。"

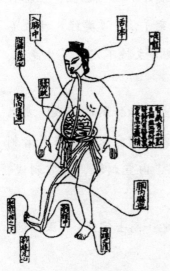

宋代朱肱《活人书》中的以络图，描绘了人体的器官部位及经络

⑪蹄之者，举膝分易见也：《太素》卷十九知针石注："言三里付阳穴之所在也。付阳在外踝上三寸，举膝分之时，其穴易见也。又付三里所在者，举膝分其穴易见也。"吴崐注："蹄，拊误。拊，重按也。拊之者，以物重按三里分也。盖三里趺阳，一脉相通，重按其三里，则趺阳之脉不动，其穴易

辨。"张志聪注："蹋之者，足蹋上之冲阳脉也。"《素问识》云："马、张、吴虽改字不同，其意本于王义，今考唯云所谓'蹋之者'，举膝分易见也，而无按三里则趺上之脉止之说，则不可从，疑是'蹋'上脱'低'字，'之'上脱'取'字。《灵》邪气脏腑病形篇云：'三里者，低蹋取之；巨虚者，举足取之；'而全本作'低悃'可证也。"按以上诸说各异，实践验之，《素问识》说似是。三里，王冰注："正在膝下三寸，骺外廉筋肉分间。"此穴位置，若举膝则肌肉可起，低蹋则肌肉微陷，故云所谓蹋之者，举膝分易见也。

⑫巨虚者，瞑足中骺独陷者：王冰注："巨虚，穴名也。瞑，谓举也。取巨虚下廉，当举足取之，则骺外两筋之间陷下也。"

⑬下廉者，陷下者也：王冰注："欲知下廉穴者，骺外两筋之间独下者，则其处也。"

【语译】

针刺实证须使邪气虚衰，就是要留针，待阴气隆盛针下有寒凉的感觉后才可出针。针刺虚证须使正气充实，就是要待阳气隆盛针下有温热感觉后才能出针。气至后，应该谨慎守候，不可失此时机，而随意变更手法。决定针刺的深浅，在于察知疾病的在内在外，病深在内应刺深，病浅在外宜刺浅。针刺的深浅远近虽不同，但候气的方法却

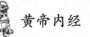

是一样的。行针时好似面临深渊一样小心谨慎，不得松懈。持针犹如握虎之气热，欲其坚实有力。针刺时精神要集中，不能东张西望，被外界事物分散精神。针刺时要端正直下，不可使针左右倾斜。针入人体后，必须注意病人的眼神，勿令斜视，以控制其精神活动，使经气易行。所谓足三里穴，是在膝下外侧三寸处。又所谓胻之者，乃是说举膝则肌肉微陷而易显现。巨虚穴，在胫骨之外廉，若将足跷起，则肌肉凹陷。巨虚下廉就是在此凹陷中。

【原文】

帝曰：余闻九针，上应天地四时阴阳，愿闻其方，令可传于后世以为常也。岐伯曰：夫一天、二地、三人、四时、五音①、六律②、七星③、八风④、九野⑤，身形亦应之。针各有所宜，故曰九针。人皮应天⑥，人肉应地⑦，人脉应人⑧，人筋应时⑨，人声应音⑩，人阴阳合气应律⑪，人齿面目应星⑫，人出入气应风⑬，人九窍三百六十五络应野⑭。故一针皮，二针肉，三针脉，四针筋，五针骨，六针调阴阳，七针益精，八针除风，九针通九窍，除三百六十五节气。此之谓各有所主也。人心意应八风⑮，人气应天⑯，人发齿耳目五声应五音六律⑰，人阴阳脉血气应地⑱，人肝目应之九⑲。

【注释】

①五音：即宫、商、角、徵、羽。

②六律：指十二律中阳声之律，即黄钟、太蔟、姑洗、蕤宾、夷则、无射。《汉书》律历志："律有十二，阳六为律，阴六为吕"。

③七星：在此指北斗七星而言，即天枢、天璇、天玑、天权、玉衡、开阳、摇光七星。按：《灵枢》九针论云："七者，星也，星者人之七窍。"意思是把高悬天空的北斗七星，比拟人在面部的耳、目、口、鼻七窍。

④八风：即八方之风。古籍诸书所载不一，今从《灵枢》之说。《灵枢》九宫八风篇指出："风从其所居之乡来为实风，主生，长养万物。从其冲后来为虚风，伤人者也，主杀主害者。""风从南方来，名曰大弱风"；"风从西南方来，名曰谋风"；"风从西方来，名曰刚风"："风从西北方来，名曰折风"；"风从北方来，名曰大刚风"；"风从东北方来，名曰凶风"；"风从东方来，名曰婴儿风"；"风从东南方来，名曰弱风"。《灵枢》九针论载："八者，风也。风者人之股肱八节也。"意思是将四时八节之风与人体四肢八节联系起来，以说明人与自然的关系。

⑤九野：注释不一。一指天之九野，《吕氏春秋》有始："天有九野……中央曰钧天，东方曰苍天，东北曰变天，北方曰玄天，西北曰幽天，西方曰颢天，西南曰朱天，南方曰炎天，东南曰阳天。"一指地之分野，《后汉书》冯衍传："疆理九野，经营五山。"注："九野、谓九

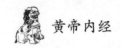

州之野。"按《灵枢》九针论张志聪注："九野者，在天为分野，在地为九州，在人为首膺喉手足腰胁。"此即"身形之应九野也"之义。

⑥人皮应天：张志聪注："一者，天也。天者，阳也。五脏之应天者肺，肺者五脏六腑之盖也，皮者肺之合也，人之阳也，故人皮以应天。"

⑦人肉应地：《灵枢》九针论云：'二者地也，人之所以应土者，肉也。"所以说人肉应地。

⑧人脉应人：《灵枢》九针论云："三者人也，人之所以生成者，血脉也。"意即人之所以能够生长发育，依赖于血脉的运行濡养，故人脉以应人。

⑨人筋应时：高士宗注："人筋十二，足筋起于足趾，手筋起于手指，手足为四肢，一如十二月分四时，故人筋应时。"

⑩人声应音：张志聪注："人之发声，以备五音。"

⑪人阴阳合气应律：张志聪注："六脏六腑，阴阳相合而为六也，以六气之相合而应六律。"

⑫人齿面目应星：王冰注："人面应七星者，所谓面有七孔应之也。"

⑬人出入气应风：指人呼吸出入之气，犹如风象。故云人出入气应风。

⑭人九窍三百六十五络应野：张志聪注："阴阳应象

大论曰：地有九野，人有九窍。九野者，九州之分野也，人之三百六十五络，犹地之百川流注会通于九州之间。"

⑮人心意应八风：《类经》十九卷第三注："此下复明上文不尽之义也，人之心意多变，天之八风无常，故相应也。"

⑯人气应天：天为阳，其运不息，人气亦属阳，运行不止，犹天之象也。故曰人气应天。

⑰人发齿耳目五声应五音六律：《类经》十九卷第三注："发之多，齿之列，耳之聪，目之明，五声之抑扬清浊，皆纷纭不乱，各有条理，故应五音六律。"

⑱人阴阳脉血气应地：吴崐注："人之十二脉，外合十二水，血以象阴，水之类也。气以呴之，血以濡之，脉行而不已，水流而不息，是其应地者也。"

⑲人肝目应之九：《太素》卷十九知针石注："肝主于目，在天为日月，其数当九。"

【语译】

黄帝说：我听说九针能与天地四时阴阳相应合，愿意听听其中的道理，并作为基本常法，以流传于后世。岐伯说：九针一是应天，二是应地，三是应人，四是应四时，五是应五音，六是应六律，七是应七星，八是应八风，九是应九野，人的形体也是与其相适应。九针各有不同的用途，所以名为九针。人的皮肤以应天，人的肌肉以应地，人的血脉以应人，人的筋以应四时，人的声音以应五音，

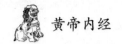

人的脏腑阴阳相合以应六律，人面部的目窍和牙齿以应七星，人的呼吸出入之气以应风，人的九窍和三百六十五络以应九野。所以第一针是刺皮，第二针是刺肌肉，第三针是刺血脉，第四针是刺筋，第五针是刺骨，第六针是用以调合阴阳，第七针是用以补益精气，第八针用以除风邪，第九针用以通利九窍，驱除三百六十五节的邪气，这就是所谓九针各有不同的用途和主治范围。人的心意变化无常以应八风，人的气运行不息以应天，人的齿更发长，耳聪目明，语声阴阳清浊以应五音六律，人的阴阳经脉是气血运行的通路以应地，人的肝开窍于目以应九。

长刺节论篇第五十五

【题解】

长（zhǎng 掌），生长、增长，引申为推广、扩充。刺节，指针刺手法。《灵枢·官针》言"刺有十二节"，《刺节真邪论》言"刺有五节"，本篇旨在推广、扩充"五节"、"十二节"之刺，故篇名"长刺节论"。

【原文】

刺家不诊，听病者言①，在头头疾痛，为藏针之②，刺至骨病已止，无伤骨肉及皮，皮者道也③。阳刺，入一傍四处④。治寒热深专者⑤，刺大脏⑥，迫脏刺背，背俞⑦也，刺之迫脏，脏会⑧，腹中寒热去而止，与刺之要，发针而浅出血。治痈肿者刺痈上，视痈小大深浅刺，刺大者多血，小者深之，必端内针为故止。病在少腹有积，刺皮髓以下，至少腹而止，刺侠脊两傍四椎间⑨，刺两髂胶⑩季胁肋间⑪，导腹中气热下已。病在少腹，腹痛不得大小便，病名曰疝，得之寒，刺少腹两股间，刺腰髁骨间，刺而多⑫之，尽炅病已。

【注释】

①刺家不诊，听病者言：《类经》二十一卷第四十四注："善刺者不必待诊，但听病者之言，则发无不中，此以得针之神者为言，非谓刺家概不必诊也。……故九针十二原篇又曰：凡将用针，必先诊脉，视气之易剧，乃可以治，其义为可知矣。"

②为藏针之：其意指头部皮薄肉少，刺之当深刺至肉下骨部，故云为藏针之。王冰注："藏，犹深也，言深刺之。"《太素》卷二十三杂刺注："藏针之法，刺至骨部，不得伤于骨肉皮部。"

③皮者道也：皮为针刺入骨肉的通道。

④入一傍四处：指中间刺一针，在其上、下、左、右四周各刺一针。马莳注："凡腹中有寒热者，则阳刺之，正入一，旁入四。"

⑤深专者：即病邪深入而专攻于脏的意思。

⑥大脏：即五脏的意思。马莳注："五脏为大脏，而

551

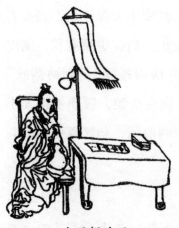

古医解病因

刺五脏俞，即所以刺大脏也。"

⑦背俞：指五脏出于背部的俞穴，如肺俞、心俞、脾俞、肝俞、肾俞等。

⑧脏会：指背俞为脏气所会之处。吴崐注："刺俞之迫脏者，以其为脏气之会集也。"

⑨刺侠脊两傍四椎间：《类经》二十二卷第四十七注："此足太阳之厥阴俞，手心主脉气所及也。"

⑩两髁胂：指髂骨两侧的居胂穴。王冰注："胂谓居胂，腰侧穴也。"

⑪季胁肋间：王冰注："当是刺季肋之间京门穴也。"

【语译】

精通治法的医生，虽然不诊，是要认真听取病人的自诉。病在头部，而病头痛时，可取头部俞穴，必须深刺到骨部病才能愈而停止针刺，更不能妄行提插动摇而伤及骨肉皮肤，皮肤是针刺出入的必通之路，勿使损伤。阳刺的方法，是正中刺一针，傍入四处。治寒热之病邪深入于脏的，应该刺治五脏，因邪迫于五脏，所以应当刺背部，背部是指的五脏俞穴，病邪迫于五脏而刺背俞的原因，是因背俞及脏气聚会的地方，刺至腹中寒热已去，即可停针，进行针刺的主要方法，是在出针时使其浅部出血。治痈肿时，应刺其痈肿的部位，视其痈的大小而决定刺的深浅，刺大痈宜多出血，刺小痈要刺到应刺的深度，但必须持针端正直入，刺到一定深度即止。邪在少腹部成积聚时，可取皮髓以下少腹部俞穴刺之，并刺第四椎间两傍的俞穴，髂骨两傍的居胶穴和在季胁肋间的京门穴，以引导腹中热邪下行，则病可痊愈。病邪在少腹，腹部疼痛不能大小便，病名叫疝，这是感受寒邪所致，可刺少腹两股间的俞穴，并多取腰髁骨间俞穴刺之，至少腹有热感时，则病可痊愈。

【原文】

病在筋，筋挛节痛，不可以行，名曰筋痹，刺筋上为故，刺分肉间，不可中骨也，病起筋炅病已止。病在肌肤，肌肤尽痛，名曰肌痹。伤于寒湿，刺大分小分①，多发针而深之，以热为故②，无伤筋骨，伤筋骨，痈发若变③，诸分尽热病已止。病在骨，骨重不可举，骨髓酸痛，寒气至，名曰骨痹。深者刺无伤脉肉为故，其道大分小分，骨热病已止。病在诸阳脉，且寒且热，诸分且寒且热，名曰狂。刺之虚脉，视分尽热病已止。病初发，岁一发，不治月一发，不治月四五发，名曰癫病。刺诸分诸脉，其无寒者以针调之，病已止。病风且寒且热，炅汗出，一日数过，先刺诸分理络脉；汗出且寒且热，三日一刺，百日而已。疾大风，骨节重，须眉堕，名曰大风④。

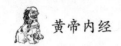

刺肌肉为故，汗出百日，刺骨髓，汗出百日，凡二百日，须眉生而止针。

【注释】

①大分小分：大分即较大肌肉会合之处。小分即较小肌肉会合之处。分，即肌肉会合处。王冰注："大分，谓大肉之分。小分，谓小肉之分。"

②故：《吕氏春秋》知度："非晋国之故。"高诱注："故，法。"即法制也。在此可引伸为法则、原则的意思。

③痛发苦变：意谓若发生病变就要成痛。

④大风：即疠风，今谓大麻风。

【语译】

病邪在筋，则筋肉拘挛，关节疼痛，不能行动，名叫筋痹，针时应刺到筋上，从分肉间刺入，不可刺伤骨部，待筋部感到发热时，其病始可痊愈而停止针刺。病邪在肌肤，则肌肉皮肤都感到疼痛，名叫肌痹。这是被寒湿之邪所伤，应刺大小分肉之间，要多下针而且须深刺至患处，以使肌肉感到发热时为原则，不可刺伤筋骨，若刺伤筋骨，其病就会发生变化而成痛，等到针刺大小肌肉都感到发热时，其病始可痊愈而停止针刺。病邪在骨，则骨感到沉重而举动困难，骨髓痠痛，并且象寒气侵入一样感到发冷，名叫骨痹。治疗时应深刺，以不伤脉肉为原则，应在大小分肉之间进针，待骨部感到发热时，其病始可痊愈而停止针刺。病邪在手足诸阳经，发生或寒或热的症状，其大小分肉之处亦有或寒或热的感觉，名叫狂病。刺用泻法以泻其实邪，使其脉虚，刺后若诸分肉均有热感时，说明病已痊愈，可以停止针刺。若初病一年发作一次，不及时治疗，即可发展到一月发作一次，若再不治疗，可每月发作四、五次，名叫癫病。当用针刺其大小分肉和诸经脉，如果没有寒冷的症候，用针或补或泻，应根据具体病证来灵活调治，直到病愈为止。病因于风邪，而见或冷或热的症状，若发热时则汗出，一日发作数次，应先刺其大小分肉腠理和络脉；若汗出而仍然发冷发热的，应三天针一次，一百天才能痊愈。病因于大风，周身骨节沉重，胡须眉毛脱落，名叫大风病。这种病应刺肌肉为主，刺后令其出汗，连续治疗一百天，再刺其骨髓，刺后仍令其出汗，连续治疗一百天，这样共治疗二百天，胡须眉毛重新生长后，方可停止针刺。

卷第十五

皮部论篇第五十六

【题解】

皮部，指十二经脉在皮肤上的分属部位。本篇主要论

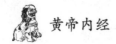

述十二皮部的划分依据，并指出从皮部所见络脉色泽的变化，可以测知经络受邪以及疾病性质等情况，故名为"皮部论"。

【原文】

黄帝问曰：余闻皮有分部，脉有经纪^①，筋有结络^②，骨有度量，其所生病各异，别其分部，左右上下，阴阳所在，病之始终，愿闻其道。岐伯对曰：欲知皮部，以经脉为纪^③者，诸经皆然。

【注释】

①脉有经纪：经纪，凡经络纵行者为经，横行者为纪。脉有经纪，指人体经络纵横交错分布的规律。

②筋有结络：结络，系结连络。筋有结络，指筋有系结连络肌肉骨节的功能。张志聪："结络，言筋之系于分肉，连于骨节也。"

③纪：头绪，引申为依据。

【语译】

黄帝问道：我听说人体皮肤上有十二经脉分属的部位，经络的分布有一定规律，筋脉的系结连络有一定部位，骨胳也各有一定的长短大小，它们所发生的疾病各不相同，要从皮肤的分部上来区别病变的左右上下，阴阳属性，以及疾病的开始和预后，我想了解其中的道理。岐伯回答说：要知道皮肤的分属部位，是以经脉循行于皮肤的部位为依据的。各经都是如此。

【原文】

阳明之阳，名曰害蜚①，上下同法②。视其部中有浮络③者，皆阳明之络也。其色多青则痛；多黑则痹；黄赤则热；多白则寒。五色皆见，则寒热也。络盛则入客于经，阳主外，阴主内。

少阳之阳，名曰枢持④，上下同法。视其部中有浮络者，皆少阳之络也。络盛则入客于经，故在阳者主内，在阴者主出，以渗于内⑤，诸经皆然。

太阳之阳，名曰关枢⑥，上下同法。视其部中有浮络者，皆太阳之络也。络盛则入客于经。

少阴之阴，名曰枢儒⑦，上下同法。视其部中有浮络者，皆少阴之络也。络盛则入客于经，其入经也，从阳部注于经；其出者，从阴内注于骨。

心主之阴⑧，名曰害肩⑨，上下同法。视其部中有浮络者，皆心主之络也。络盛则入客于经。

太阴之阴，名曰关蛰⑩，上下同法。视其部中有浮络者，皆太阴之络也。络盛则入客于经。

凡十二经络脉者，皮之部也。

【注释】

①害蜚：张介宾："蜚，古'飞'字。蜚者，飞扬也，言阳盛而浮也。凡盛极者必损，故阳之盛也，在阳

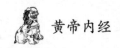

明；阳之损也，亦在阳明，是以阳明之阳，名曰害蜚。"阳盛损害万物生长的意思。

②上下同法：上下，是指代表六经的手足。上指手经，下指足经。例如本句的上，指手阳明大肠经；下，指足阳明胃经。同法，即方法相同。

③浮络：位于浅表部的络脉。

④枢持：指少阳掌握转枢出入之机。张介宾："枢，枢机也。持，主持也。少阳居三阳表里之间，如枢之运，而持其出入之机，故曰枢持。"

⑤故在阳者主内，在阴者主出，以渗于内：阳，指络脉。阴，指经脉。病邪侵袭人体，由表入里，从络脉传入经脉。所以说"在阳者主内"（内同"纳"，纳入）；邪气进一步传变，从经脉出而传于内在的脏腑，所以说"在阴者主出，以渗于内。"

⑥关枢：吴崑："关，固卫也。少阳为枢，转布阳气，太阳则约束而固卫其转布之阳，故曰关枢。"太阳主一身之表（居三阳之表），具有卫外而为固的功能，故能约束少阳转枢出入之机。

⑦枢儒：儒，柔顺。张介宾："少阴为三阴开阖之枢，而阴气柔顺，故名曰枢儒。"

⑧心主之阴：即厥阴之阴。

⑨害肩：张介宾："肩，任也，载也。阳主乎运，阴

558

主乎载。阴盛之极，其气必伤，是阴之盛也，在厥阴；阴之伤也，亦在厥阴，故曰害肩。"与害蜚之义相同，前言阳极对万物的损害，此言阴极对万物的损害。

⑩关蛰：张介宾："关者，固于外。蛰者，伏于中。阴主藏而太阴卫之，故曰关蛰。"这是说太阴能约束闭藏的阴气，使之不外泄。

【语译】

阳明经的阳络，名叫"害蜚"，手足阳明经都是一样。观察其所属皮部中出现的浮络，都是阳明经的络脉。若络脉中多见青色，则为痛证；多见黑色，则为痹证；多见黄赤色，则为热证；多见白色，则为寒证。若五色同时出现，则属寒热错杂之证。络脉的邪气盛，就会内传于本经，络脉属阳主外，经脉属阴主内。

少阳经的阳络，名叫"枢持"，手足少阳经都是一样。观察其所属皮部中出现的浮络，都是少阳经的络脉。络脉的邪气盛，就会内传于本经，络脉为阳，邪气由络脉内入经脉，所以说"在阳者主内"，经脉属阴，邪气由经脉出而传入内脏，所以说"在阴者主出，以渗于内"，各经都是如此。

太阳经的阳络，名叫"关枢"，手足太阳经都是一样。观察其所属皮部中出现的浮络，都是太阳经的络脉。经脉的邪气盛，就会内传于本经。

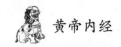

少阴经的阴络，名叫"枢儒"，手足少阴经都是一样。观察其所属皮部中出现的浮络，都是少阴经的络脉。络脉的邪气盛，就会内传于本经，邪气传入经脉，是从属阳的络脉传来的，然后从属阴的经脉出而向内传入骨。

厥阴经的阴络，名叫"害肩"，手足厥阴经都是一样。观察其所属皮部中出现的浮络，都是厥阴经的络脉。络脉的邪气盛，就会内传于本经。

太阴经的阴络，名叫"关蛰"，手足太阴经都是一样。观察其所属皮部中出现的浮络，都属于太阴经的络脉。络脉的邪气盛，就会内传于本经。

上述十二经的络脉在皮肤上的分布部位，就是十二皮部。

【原文】

是故百病之始生也，必先于皮毛。邪中之则腠理开，开则入客于络脉；留而不去，传入于经；留而不去，传入于府，廪①于肠胃。邪之始入于皮也，泝然②起毫毛，开腠理；其入于络也，则络脉盛色变；其入客于经也，则感虚乃陷下③；其留于筋骨之间，寒多则筋挛骨痛，热多则筋溅④骨消，肉烁䐃破⑤，毛直而败。

【注释】

①廪：积聚。

②泝（sù）然：泝同"溯"，逆流而上。《甲乙经》

卷第二一下作"浙然"，形容怕冷恶寒的样子。

③感虚乃陷下：邪气客于经，由于经脉之气虚，使邪气内陷。

④渶：同"弛"。

⑤肉烁（shuò 朔）䐃破：烁，通"铄"，削弱。䐃，肌肉突起之处。肉烁䐃破，肌肉消瘦败坏。

【语译】

因此，许多疾病的发生，都是先从皮毛开始的。病邪侵袭皮毛则腠理开，腠理开则邪气入于络脉；留而不去则内传于经脉；若仍留而不去，则传入于腑，聚集在肠胃。病邪刚刚从皮毛侵入时，人感到恶寒而毫毛竖起，使腠理开泄；病邪侵入络脉，则络脉盛满而色泽改变；病邪侵入经脉时，由于经气已虚而使邪气内陷；若病邪留滞于筋骨之间，如果寒邪盛则筋脉挛急、骨节疼痛，如果热邪盛，则筋脉弛纵、骨软无力，肌肉消瘦败坏，毛发枯槁脱落。

【原文】

帝曰：夫子言皮之十二部，其生病皆何如？岐伯曰：皮者，脉之部也。邪客于皮，则腠理开，开则邪入客于络脉；络脉满则注于经脉；经脉满则入舍于府藏也。故皮者有分部，不与①，而生大病也。帝曰：善！

【注释】

①不与：《甲乙经》卷二第一下作"不愈"。愈，使

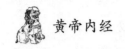

病好，引申为治疗。

【语译】

黄帝说：您所谈的十二皮部，它们发生病变的情况是怎样的？岐伯说：皮肤有十二经脉分属的部位。邪气侵犯皮肤，则使腠理开泄，邪气因而侵入络脉；络脉的邪气充盛则传于经脉；经脉的邪气盛则内传留舍于腑脏。所以皮肤上有十二经脉分属的部位，若见到病变却不治疗，邪气就会沿经络内传脏腑，以致发生大病。黄帝说：讲得好！

经络论篇第五十七

【题解】

本篇主要讨论了经络的色泽变化，指出经络与五脏是相应的，因而根据经络五色的变化，可以了解疾病的情况，故篇名"经络论"。由于本篇论述的重点是经络色泽的变化，中心内容实为经络色诊，所以吴崑认为"经络论"应作"经络色诊论"。

【原文】

黄帝问曰：夫络脉之见^①也，其五色各异，青、黄、赤、白、黑不同，其故何也？岐伯对曰：经有常色，而络无常变也。帝曰：经之常色何如？岐伯曰：心赤、肺白、肝青、脾黄、肾黑，皆亦应其经脉之色也。帝曰：络之阴阳^②，亦应其经乎？岐伯曰：阴络之色应其经，阳络之色变无常^③，随四时而行也。寒多则凝泣^④，凝泣则青黑；热多则淖泽^⑤，淖泽则黄赤。此皆常色，谓之无病^⑥。五色具^⑦见者，谓之寒热。帝曰：善！

【注释】

①见（xiàn 现）：音义同"现"，显现。

②络之阴阳：即阴络、阳络。深在的络脉为阴络，浅在的络脉为阳络。

③阴络之色应其经，阳络之色变无常：阴络的颜色与经脉相应，阳络的颜色变化无常。张介宾："此言络有阴阳而色与经应亦有异同也。《脉度篇》曰：经脉为里，支而横者为络，络之别者为孙。故合经络而言，则经在里为阴，络在外为阳。若单以络脉为言，则又有大络孙络在内在外之别，深而在内者是为阴络，阴络近经，色则应之，故分五行以配五藏而色有常也；浅而在外者是为阳络，阳络浮显，色

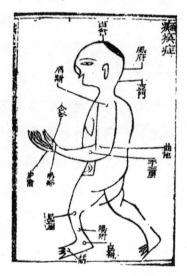

清代张希纯《针灸便用》针灸方图中的癫痫证取穴图

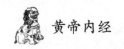

不应经，故随四时之气以为进退，而变无常也。"

④泣（sè）：音义同"涩"。

⑤淖（nào 闹）泽：此为滑利的意思。

⑥此皆常色，谓之无病：《甲乙经》卷第二一下"皆"作"其"。马蒔、吴崐、张志聪三氏的注解，都认为此八字应在"随四时而行也"句下。可参。

⑦具：通"俱"。

【语译】

黄帝问道：络脉显现于外，五色各不相同，有青、有黄、有赤、有白、有黑，这是什么缘故呢？岐伯回答说：经脉的颜色经常不变，而络脉则没有常色，容易变更。黄帝问：经脉的常色是怎样的？岐伯说：心主赤、肺主白、肝主青、脾主黄、肾主黑，这些都是与其所属经脉的主色相应的。黄帝说：阴络与阳络也和其经脉的颜色相应吗？岐伯说：阴络的颜色与其经脉相应，阴络的颜色则变化无常，随着四时的转移而变更。寒气多则气血运行凝涩迟滞，因而多见青黑之色；热气多则气血运行滑利急速，因而多见黄赤之色。这些都是正常的色泽变化，称为"无病"。如果五色全部显现，则为寒热错杂之证。黄帝说：讲得好！